供住院医师规范化培训使用

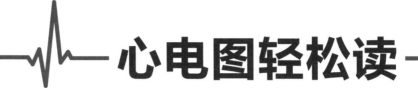

心电图轻松读

主　编　王礼春　柳　俊　陈旭秒
副主编　赵运涛　苏　晨　肖平喜
主　审　廖新学　何建桂

编　者（按姓氏笔画排序）

马跃东　中山大学附属第一医院　　　　苏　晨　中山大学附属第一医院
王　星　中山大学附属第一医院　　　　李林华　昆明医科大学附属第一医院
王　莺　中山大学附属第一医院　　　　肖平喜　南京医科大学附属逸夫医院
王　浩　北京王府中西医结合医院　　　陈旭秒　中山大学附属第一医院
王月刚　南方医科大学附属南方医院　　陈祥新　中山大学孙逸仙纪念医院
王礼春　中山大学附属第一医院　　　　赵运涛　北京大学航天中心医院
冯　冲　中山大学附属第一医院　　　　柳　俊　中山大学附属第一医院
庄晓东　中山大学附属第一医院　　　　郭　军　暨南大学附属第一医院
刘志军　宁夏医科大学总医院　　　　　谢双伦　中山大学孙逸仙纪念医院
麦憬霆　中山大学孙逸仙纪念医院　　　蔡乙明　昆明医科大学附属第一医院

U0235651

人民卫生出版社

图书在版编目（CIP）数据

心电图轻松读 / 王礼春，柳俊，陈旭秒主编. —北
京：人民卫生出版社，2020
供住院医师规范化培训使用
ISBN 978-7-117-29120-0

Ⅰ. ①心… Ⅱ. ①王… ②柳… ③陈… Ⅲ. ①心电图
－技术培训－教材 Ⅳ. ①R540.4

中国版本图书馆 CIP 数据核字（2019）第 233947 号

人卫智网	www.ipmph.com	医学教育、学术、考试、健康，
		购书智慧智能综合服务平台
人卫官网	www.pmph.com	人卫官方资讯发布平台

心电图轻松读

主　　编：王礼春　柳　俊　陈旭秒
出版发行：人民卫生出版社（中继线 010-59780011）
地　　址：北京市朝阳区潘家园南里 19 号
邮　　编：100021
E - mail：pmph @ pmph.com
购书热线：010-59787592　010-59787584　010-65264830
印　　刷：北京顶佳世纪印刷有限公司
经　　销：新华书店
开　　本：710×1000　1/16　印张：12
字　　数：249 千字
版　　次：2020 年 3 月第 1 版　2020 年 3 月第 1 版第 1 次印刷
标准书号：ISBN 978-7-117-29120-0
定　　价：59.00 元
打击盗版举报电话：010-59787491　E-mail：WQ @ pmph.com
质量问题联系电话：010-59787234　E-mail：zhiliang @ pmph.com

序　言

随着我国住院医师规范化培训制度的日趋完善，目前全国几乎所有的专业基地，都将心电图读图和综合分析能力作为住培医师必须掌握的基本技能之一。为了让各专业的住培医师在较短的时间内掌握并顺利通过这门公共必修课程，我们编写了这本《心电图轻松读》。

全书采用笔记方式，将心电图知识点进行了总结和解释，图文并茂，言简意赅，希望能帮助住培医师在忙碌的临床工作之余，轻松读懂枯燥的心电原理和令人生畏的心电曲线，增强应对临床问题的信心。本书分为基础篇、提高篇和高级实战病例篇。基础篇在《诊断学》基础上对心电图的基本知识进行了深入浅出的剖析，并对常规心电图操作技巧和心电图分析方法进行了可操作性和经验性的总结；提高篇涵盖了常见心电现象、心电图综合征、心电图鉴别诊断、起搏心电图和心律失常定位等多方面的内容，将复杂的心电知识以轻松的方式呈现给读者，希望能起到抛砖引玉的作用，激发临床医师对心电图的兴趣；高级实战病例篇则从临床表现、心电图诊断和临床治疗方面出发，进一步强化对心电图的认识与分析能力，并提供了相关的知识拓展和基本处理原则，这些都是编者在临床工作中积累的宝贵病例。

本书面向的主要群体是住培医师、并轨临床型研究生和专培医师，也适合低年资的心电学工作者、在校医学生和实习医生。本书旨在于《诊断学》心电图基本知识与心电学专著之间，为医学生与未来的心血管专科医师之间构建一座贯通式桥梁。

因编者水平有限，本书可能存在不足之处，如有错漏，恳请指正。希望本书的出版能为读者带来轻松的阅读体验，同时帮助读者在心电图读图和临床应用方面有进阶式进步！

王礼春　柳　俊　陈旭秒

2019 年 12 月

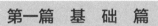

目　录

第一篇　基　础　篇

第二篇　提　高　篇

第三篇　高级实战病例篇

第一篇
基础篇

第一章 心脏及其电活动

一、心肌细胞的类型

心肌细胞从电生理与机械特性出发，可分为起搏细胞（pacemaker cell，P 细胞）、传导细胞（electrical conducting cell）和心肌工作细胞（myocardial cell）。

1. 起搏细胞 节律性自动除极，决定心脏的自律性。其频率受自身的电生理特性及神经内分泌因素的共同调节。

（1）动作电位（action potential）表现为 4 相自动除极（图 1-1）。

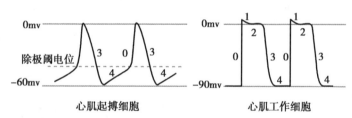

图 1-1 心肌起搏细胞与工作细胞动作电位

（2）心脏最优势的起搏细胞位于窦房结（sinoatrial node/sinus node），起搏频率最高，成人正常时为 60～100 次 /min，决定心搏的节律与频率。潜在的起搏细胞可位于：房室结（atrioventricular node，AVN），频率 40～60 次 /min；心室传导系统（ventricular conducting system），频率 20～40 次 /min（图 1-2）。正常情况下，潜在起搏细胞被窦房结产生并传导下来的激动所除极，表现为超速抑制现象。

（3）在病理情况下，潜在起搏细胞起搏或非起搏细胞表现出自律性，产

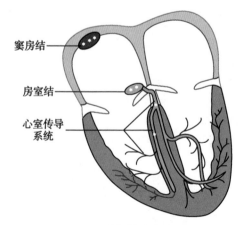

图 1-2 心脏起搏细胞的分布
（白色星号代表起搏细胞）

生异位自律性心律失常。

2. 传导细胞　细胞细长，构成心脏特殊传导通道，类似于电力系统中的电线，这些细胞能快速并有效地将电信号向远方传送。

（1）心房的传导通道，一般认为包括连结左右心房的房间束，及连结窦房结与房室结的结间束。其中前者主要为房间隔顶部的 Bachmann 束（Bachmann's bundle），是激动由右房向左房传导的快速途径，其异常可影响左房的激动时间，使 P 波（P wave）的时程与形态发生改变。

（2）心室的传导细胞构成希氏 - 蒲肯野系统（His-Purkinje system）（图 1-3），其末端呈网状分布在心脏内膜侧，使左右心室肌快速有序地由内膜向外膜除极。希氏 - 蒲肯野系统内的微折返或自律性增高可引起相关的心律失常。

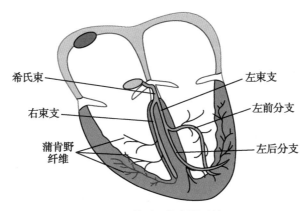

图 1-3　希氏 - 蒲肯野系统

3. 心肌工作细胞　电激动后介导收缩舒张，行使心脏的泵血功能。心肌工作细胞可通过缝隙连接（gap junction）在细胞间传导电激动，但速度明显慢过传导细胞。在病理条件下，此特点可有助形成折返，产生心律失常。

二、心肌细胞的除 / 复极与电记录

心肌细胞在静息状态时呈细胞膜内负外正的极化状态。除极（depolarization）与复极（repolarization）构成心肌细胞的动作电位，是心脏电活动的基础，并通过电 - 机械偶联（excitation-contraction coupling, ECC）介导心脏的收缩与舒张。

（1）心肌的除极、复极过程是由心肌细胞膜上的多种离子通道协同介导的。在不同的心肌细胞中，介导的离子通道可有差异，所产生的动作电位形态也有不同（图 1-4）。这些离子通道的异常，即所谓的离子通道病（channelopathy），可诱导某些特异的心电图改变或心律失常，严重者可产生猝死（如 Brugada 综合征，先天性长 QT 综合征）。

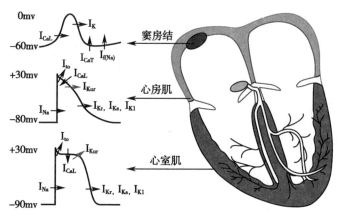

图1-4 心脏不同细胞的动作电位及形成

（2）正常情况下，窦房结起搏细胞的4期自动除极，构成心脏的自动节律；其他心肌细胞的除极由周围细胞的电活动触发。

（3）单个心肌细胞的除极与复极构成动作电位。当大量心肌细胞顺序除极与复极时，其电位变化可通过接触或非接触的电极记录下来，构成心肌/心脏的电图（electrogram，EGM）。心电图（electrocardiogram，ECG）是一种通过特殊导联体系经体表记录的心脏电图。

（4）心电的记录形态取决于记录电极与心肌的除极/复极方向的关系。如果将记录电极置于心肌附近作为阳极，遥远无关的"零"电位作为阴极（单极记录，形成的图形为单极电图（unipolar electrogram），当心肌除极指向阳极时，则记录的单极电图波形为正；当心肌除极背离阳极时，则单极电图波形为负；如果阳极位于心肌除极途径的中间，则记录的单极电图为先正后负的波形（图1-5）。复极时由于电偶的方向与除极时相反，如果心肌复极的顺序与除极时也相同，则产生的电图波形也相反；如果复极的顺序与除极时相反，则产生的电图波形方向与除极时相同。

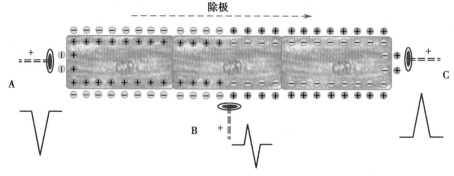

图1-5 单极电图与心肌的除极方向

（A：阳极记录电极位于心肌除极背离的位置；B：阳极记录电极位于心肌除极路径中间；C：阳极记录电极面向心肌除极的方向）

（5）当记录电极的阳极或阴极均不是无关的"零"电位时，为双极记录；所产生的心电图为双极电图（bipolar electrogram）。双极电图可看成阳极、阴极分别作为单极记录时的时间电位差（图1-6）。

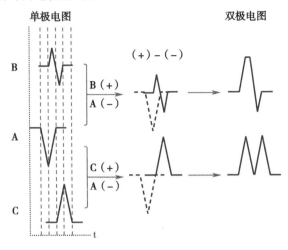

图 1-6　双极电图的产生

（A：阳极记录电极位于心肌除极背离的位置；B：阳极记录电极位于心肌除极路径中间；C：阳极记录电极面向心肌除极的方向）

三、心脏的特殊传导系统及电传导

正常心脏的电活动产生于窦房结。其激动除可通过心肌细胞间的缝隙连接缓慢传导外，主要依靠由房间束、结间束、房室结、希氏束、左右束支及其分支、蒲肯野纤维网构成的特殊优势传导系统有序快速地传导（图1-7）。其中，希氏束、左右束支及其分支和蒲肯野纤维网构成激动心室的希氏-蒲肯野系统。

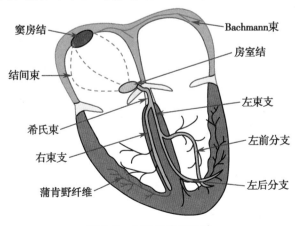

图 1-7　心脏的传导系统

1. 窦房结　位于右房上部，上腔静脉前壁与右房的交界处。内含心脏最优势的起搏细胞，正常时控制心脏的节律，启动心脏的电 - 机械循环。

2. 房间束　Bachmann 束是连接左右心房的主要传导束。此外，右房的激动还可通过冠状窦、左右心房后壁的心肌纤维连接向左房传导（图 1-8）。

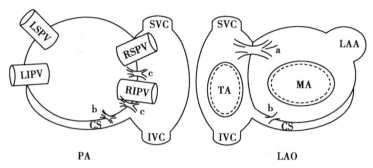

图 1-8　左右心房的电传导连接

（a: Bachmann 束；b: 冠状窦与左房连接；c: 左右房后壁肌连接；SVC: 上腔静脉；IVC: 下腔静脉；LSPV: 左上肺静脉；LIPV: 左下肺静脉；RSPV: 右上肺静脉；RIPV: 右下肺静脉；TA: 三尖瓣环；MA: 二尖瓣环；LAA: 左心耳；PA: 后前位；LAO: 左前斜位；CS: 冠状窦）

3. 房室结

（1）位于房间隔的前下，Koch 三角的顶点，心房的激动通过上传入支（superior input）、右侧延伸支（right inferior input）、左侧延伸支（left inferior input）传入，经前方的希氏束将激动传入心室。正常情况下是房室间电激动的唯一传导通道（图 1-9）。

（2）房室结具有递减传导作用。一方面保证房室顺序收缩；另一方面阻止异常快速的心房激动全部传入心室产生过快的心室率（如心房颤动时）。

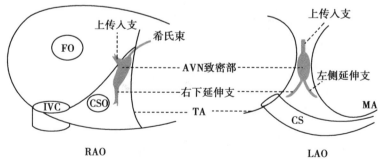

图 1-9　房室结示意图

（FO: 卵圆孔；CSO: 冠状窦口；IVC: 下腔静脉；TA: 三尖瓣环；MA: 二尖瓣环；RAO: 右前斜位；LAO: 左前斜位；CS: 冠状窦）

4. 希氏 - 蒲肯野系统

（1）希氏束延伸为左右束支。

（2）左束支进一步分为左前、左后及中间分支。

（3）蒲肯野纤维呈网状分布在心室的内膜面。

（4）希氏 - 蒲肯野系统的传导速度明显大于心肌，能保证心室快速有序的除极。

5. 心脏兴奋激动时，各部分的传导速度不同（图 1-10）。

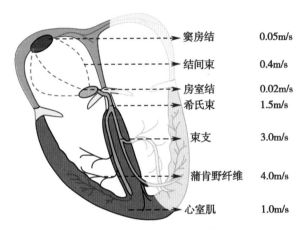

图 1-10　心脏各部位的激动传导速度

四、心电图的导联体系与形成原理

1. 标准导联体系　是临床通用的心电记录导联体系，包括六个肢体导联（标准肢体导联Ⅰ、Ⅱ、Ⅲ和加压肢体导联 aVR、aVL、aVF）和六个胸前导联（$V_1 \sim V_6$）。在怀疑右室或后壁心肌梗死时，可增加胸导联 $V_7 \sim V_9$，$V_{3R} \sim V_{5R}$ 到十八个导联。各导联的名称及正负电极的位置如表 1-1：

表 1-1　标准导联体系的电极偶联方式

	导联名称	正极	负极
肢体导联	Ⅰ	LA	RA
	Ⅱ	LF	RA
	Ⅲ	LF	LA
	aVR	RA	LA+LF
	aVL	LA	RA+LF
	aVF	LF	RA+LA

续表

导联名称		正极	负极
胸导联	V_1	胸骨右缘第四肋间	
	V_2	胸骨左缘第四肋间	
	V_3	$V_2 \sim V_4$ 连线中点	
	V_4	左锁骨中线第五肋间	
	V_5	左腋前线 V_4 水平	RA、LA、LF 分别通过 5kΩ 相连所形成的中心"零"电端
	V_6	左腋中线 V_4 水平	
	V_7	左腋后线 V_4 水平	
	V_8	左肩胛骨线 V_4 水平	
	V_9	左脊旁线 V_4 水平	
	$V_{3R} \sim V_{5R}$	右胸部 $V_3 \sim V_5$ 对称处	

注：LA 为左上肢；RA 为右上肢；LF 为左下肢。

2. 肢体导联

（1）Ⅰ、Ⅱ、Ⅲ为标准双极导联，共同构成 Einthoven 三角（Einthoven's equilateral triangle）。aVR、aVL、aVF 的正极分别是 RA、LA、LF；负极是相应的另两个肢体电极的综合，可以看成由 RA+LA+LF 所构成的"中心零电端"减去对应阳极所致。因而比较于该阳极与"中心零电端"所构成的单极导联记录，此种方式记录的电压加倍，因而称为加压单极肢体导联。

（2）肢体导联从额面反映心电活动（上下、左右），以心脏为中心，各导联在额面指向不同方向，构成肢体导联额面六轴系统（图 1-11）。

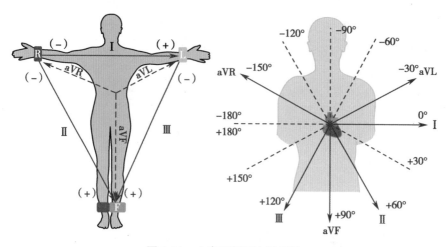

图 1-11　心电图额面六轴系统

3. 胸导联

（1）胸导联包括常规胸导联 $V_1 \sim V_6$、右胸导联（V_{3R}、V_{4R}、V_{5R}）与后壁导联（V_7、V_8、V_9），均为单极导联。

（2）胸导联在横状面上反映心脏的电活动（前后、左右）（图 1-12）。

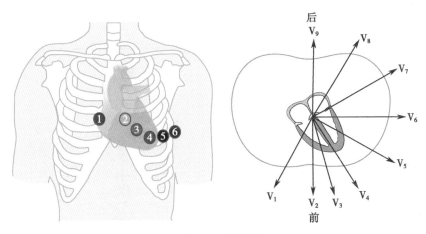

图 1-12　胸导联

4. 心电图的形成原理　心脏是个三维的复杂空间体。在除极和复极时，每个时刻心房 / 心室的综合向量不同。依时间顺序将这些向量连接起来就形成了一个与时间相关的三维向量环 / 心电向量环。心电图是这个三维心电向量环按时间顺序先在平面、然后在记录导联矢量线上的二次投影所得，因而在不同的导联记录中，其形态不同（图 1-13）。

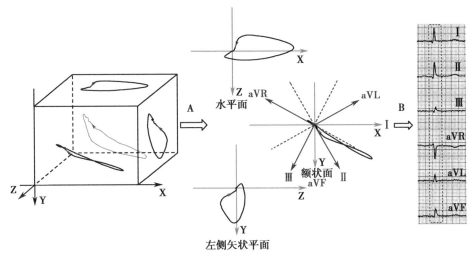

图 1-13　心电向量投影形成心电图

（A：三维空间 QRS 向量环向平面投影；B：平面 QRS 向量环向导联轴投影）

5. 心电图导联与冠脉、室壁的对应关系

（1）根据导联方向与心脏的解剖位置，各个导联可主要反映不同区域心室壁的电活动，据此可将导联进行分组。

（2）此关系可用于急性心肌梗死的部位判断，并分析相关的犯罪血管（图 1-14）。

心室壁	导联	冠状动脉	
下壁	II、III、aVF	RCA/LCX	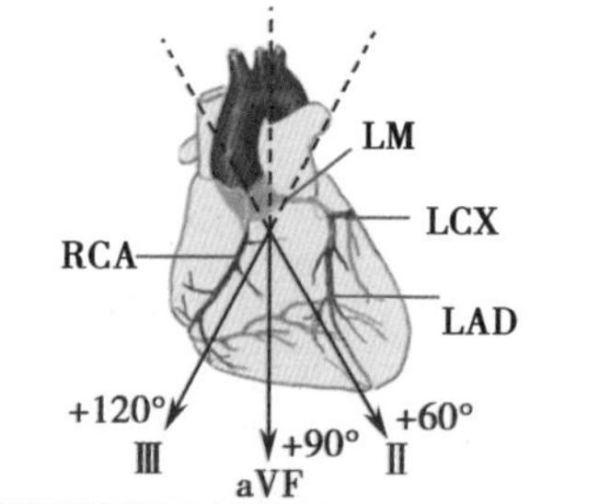
侧壁	I、aVL、V₅、V₆	LCX/LAD	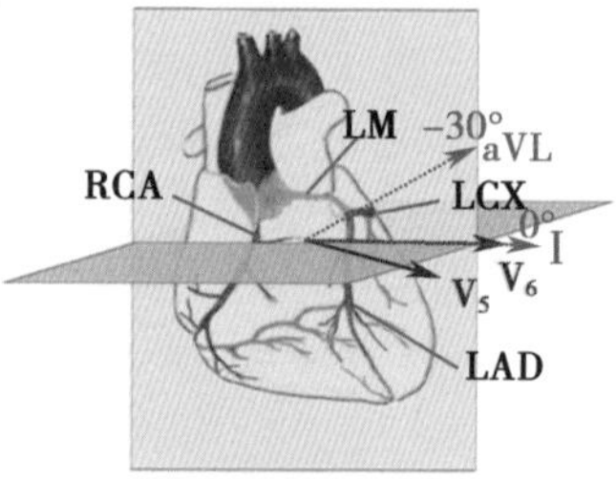
前间壁	V₁~V₃	LAD	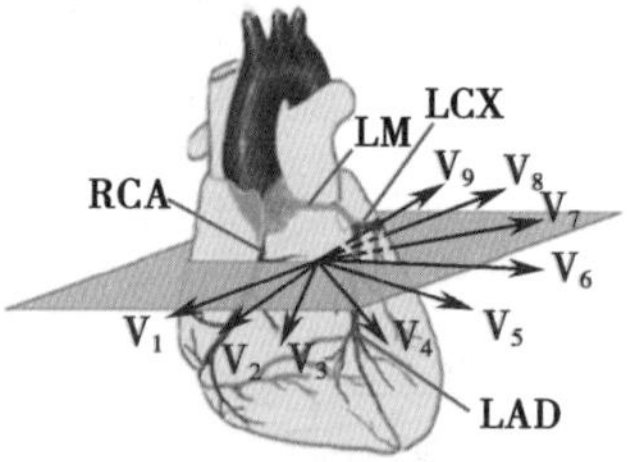
前壁	V₁~V₄	LAD	
广泛前壁	V₁~V₆	LAD	
后壁	V₇~V₉	LCX/RCA	

图 1-14 心电图导联与冠脉、心室壁的关系
（RCA：右冠状动脉；LCX：左旋支；LAD：左前降支；LM：左主干）

五、体表心电图的意义及特点

1. 心电图各波段分别代表不同的心脏活动（图 1-15）。

（1）P 波代表心房除极，偶联心房的收缩。

（2）PR 间期指心房开始除极到心室开始除极的时间，包括房室结的生理性延迟及希氏 - 蒲肯野系统的传导。

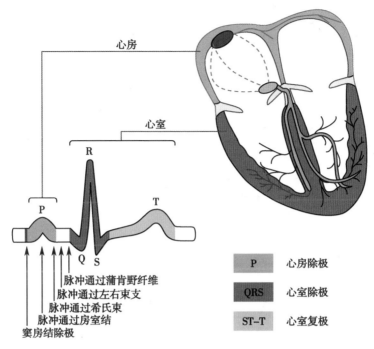

图 1-15 心脏激动与心电图波段

（3）QRS 波代表心室的除极，偶联心室的收缩。

（4）ST 段及 T 波代表心室复极，其中 ST 段对应动作电位的平台期（2 期），T波代表 3 期快速复极。

（5）QT 间期表示心室除、复极的总时间。

（6）心房的复极重叠在 PR 段及 QRS 波中。

2. P 波 P 波的形态为心房除极向量按时间在各导联的投影。由于窦房结在右房的右上方，左房在右房的左侧偏后，故心房的除极方向总体上是由上向下，由右向左。P 波的前半部分主要由右房除极决定，后半部分则主要反映左房除极。

（1）肢体导联：正常情况下，P 波的综合向量在额面指向 15°～75°，背离 aVR导联，故 P_{aVR} 为负；朝向 I、II、aVF 导联，故 P_I、P_{II}、P_{aVF} 为正；与 III 导近似垂直，故 P_{III} 为正负双向（图 1-16 A）。

（2）胸前导联：在横状面 P 波综合向量指向 V_4、V_5、V_6 导联，故 P_{V_4}、P_{V_5}、P_{V_6} 为正；与 V_1 近似垂直，故 P_{V_1} 为正负双向，其后半部的负向部分代表由右前向左后的左房除极（图 1-16 B）。

（3）心房的综合除极方向可受诸多因素的影响，如横位心时，III 导联的 P 波可由双向变为完全倒置（图 1-17）。

3. QRS 波 QRS 波在各导联的形态是心室除极向量按时间顺序在各导联的投影，为复杂的多相波形。

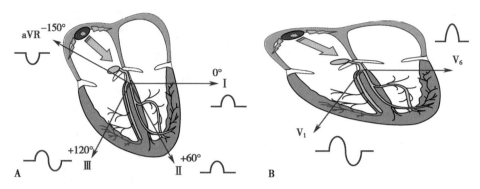

图 1-16 P 波在各导联的方向（A: 额面；B: 横状面）

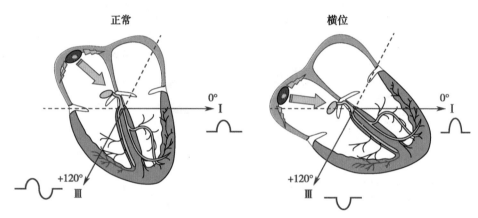

图 1-17 心脏位置对心电图形态的影响

（1）心室的最早除极是由左中间支介导的室间隔由左后向右前的除极。因而在 V_1、V_2 等右心导联表现为小 r 波，左侧导联 I、aVL、V_5、V_6 为小 q 波（图 1-18）。

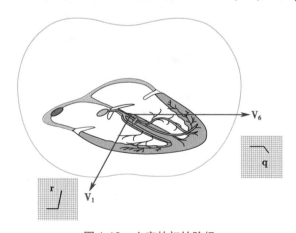

图 1-18 心室的初始除极

（2）之后心室除极快速向左右心室扩布，由于左室心肌较右室心肌明显肥厚，正常心室除极的综合向量由右上指向左下，在额面上，一般指向 0°～90°，因而 QRS 波主波在 aVR 导联向下，在 Ⅱ 导联向上。在横状面上，心室的综合向量指向 V_5、V_6，因此 V_1 主波向下，V_5、V_6 主波向上；由 V_1 至 V_6，R 波逐渐增加，其中 V_3、V_4 的 R/S ≈ 1，为移行区（图 1-19）。当全部心肌除极结束后，各导联电位回到等电位线。

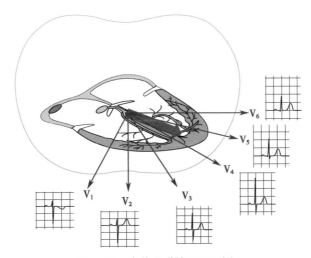

图 1-19　胸前导联的 QRS 移行

4. T 波

（1）正常情况下，心室由心外膜向心内膜复极，逆除极方向而行，同时由于极性的差别，除极向量与复极向量方向大致相同，故 T 波方向与相关 QRS 波主波方向相同。

（2）与除极相比，复极速度较慢，因而 T 波高度较相关 R 波为低，常为其 1/2～1/3。

（3）与除极过程不同，复极依赖细胞能量的消耗，将胞内离子通过各离子泵恢复到静息水平，因而容易受各种因素（心内、心外）的影响而多变。

5. u 波

（1）T 波后 0.02～0.04s 后出现，方向与 T 波大体一致，常见于胸前导联，尤以 V_2 和 V_3 导联明显。

（2）与 T 波特点相反，u 波前半部陡度较陡，后半部陡度较缓。

（3）u 波形成的机理目前不明，其振幅大小与心率成反比；低钾血症时明显增高。

（王礼春）

第二章 心电图操作注意事项及技巧

一、心电图操作注意事项

（1）室内应保持温暖（>18℃），避免因寒冷引起的肌电干扰。

（2）让患者充分安静，尽量消除紧张。

（3）安放电极前局部皮肤应擦拭酒精或清水，以脱脂减少皮肤阻抗，增强导电性。

（4）肢体导联电极片应接触手腕及脚腕的内侧，不要放在外侧。

（5）女性患者，胸导联电极不要放在乳房上，V_3、V_4、V_5 电极安放在乳房下缘胸壁，乳房下垂者应托起乳房操作。

（6）不要为了图方便，将双下肢电极放在同一侧肢体上，目前心电图机都装有"右下肢反驱动电路"，它能有效抑制交流电干扰，上述做法等于取消了此项功能。

（7）左右手接反是最常见的错误之一。录图后，可简单观察 I 导联，如发现 I 导联 P-QRS-T 波主波方向均向下，则提示左右手接反的可能性大（图2-1）。

（8）其他导联接错的方式也可见到，有时有点复杂，比较加压单极肢体导联的图形常有助于判断。如图2-2，胸痛患者，开始心电图提示急性"下壁"心肌梗死，约 30min 后复查心电图却"演变"成了急性"高侧壁"心肌梗死。然而仔细比较，aVR 的图形在两图中是相同的，说明右手电极放置无误；而 aVL、aVF 在两图中的图形有互换，提示左手、左足电极有错接。错接时，I 导联与 II 导联图形应互换，III 导联图形应当完全倒置（图2-2）。两幅心电完全符合此规律，证实其中有一次心电图记录存在左手左足电极错接。

二、特殊患者的心电图操作

1. 截肢患者 理论上，上肢电极安放在肩关节以远的任何位置，下肢电极在髋关节以远的位置对心电图波形影响均不大。

（1）下肢截肢患者：下肢两个电极可同时放在健侧腿上，不分上下。

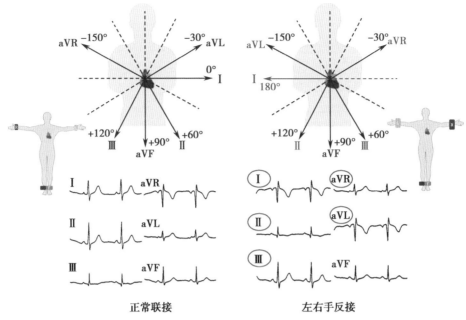

正常联接　　　　　　　左右手反接

图 2-1　左右手反接时肢体导联轴及心电图改变

（左右手反接时Ⅰ导联反向，Ⅱ和Ⅲ、aVL 和 aVR 导联分别互换）

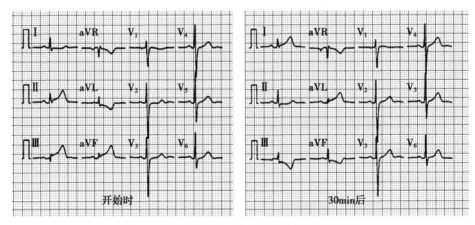

开始时　　　　　　　30min后

图 2-2　左上肢与左下肢电极错接的心电图改变

（急性下壁心肌梗死"演变"成急性高侧壁心肌梗死）

（2）上肢截肢患者：上肢两个电极一定不可放在同一肢体上，患肢如存在上臂，可安放在上臂，如为肩关节离断，可夹在肩上，或可将电极片拆除，直接紧贴皮肤操作（不可直接用手，可用绝缘的物体固定），或改用吸球固定于肩上。

2. 烧伤等皮肤创面较大的患者　同上原理，如皮肤创面较大，无法安放肢体导联电极夹，可用吸球吸于上述位置的皮肤完好处，或用电极金属针直接接触皮肤即可。

3. 小儿患者 目前大部分医院无小儿专用的心电图机，安放肢体电极时可在肢体外侧垫上治疗巾，相当于增粗肢体的直径，以增加连接的稳定性。新生儿因皮肤较薄，一般只做肢体导联，避免用吸球引起淤血；胸廓较小的小儿，应避免胸导联金属电极相互接触引起干扰，可只做 V_1、V_3、V_5 导联，必要时拆除 V_1、V_3、V_5 导联后再做 V_2、V_4、V_6 导联；稍大的儿童操作可同成人，具体情况由操作者根据实际情况灵活运用。

4. 右位心 右位心患者以镜面右位心常见（图 2-3）。操作此类患者，先按常规记录图形，再加做 V_{3R}、V_{4R}、V_{5R}、V_{6R}。在完成上述步骤操作后，还可将左右上肢及左右下肢反接，此时类似于左右手反接心电图，但是必须在图上标注清楚操作方法。

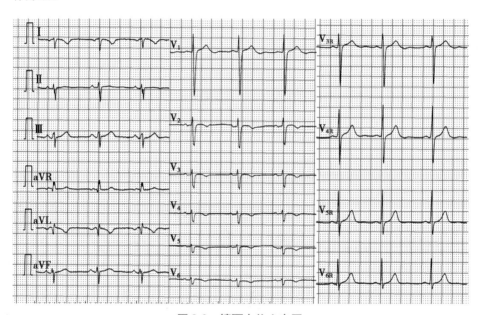

图 2-3 镜面右位心电图

三、心电图操作技巧

掌握一些常用的心电图操作技巧，能起到辅助鉴别诊断的作用，让心电分析更轻松。

1. Ⅲ导联深 Q 波

（1）Ⅲ导联上出现的深而窄的 Q 波，除为病理性外，也可见于体型偏肥胖的个体，是因心脏呈横位，致使电轴左偏、额面心电向量环大部分投影在Ⅲ导联负侧所致,属正常变异。这种正常变异的 Q 波有时甚至同时出现在Ⅲ、aVF 导联上。

(2)鉴别操作的方法是让患者深吸气后屏住呼吸再记录一段图,如 Q 波变浅或消失,则认为是正常变异。这是由于深吸气后,心脏从横位下垂,心电向量投影到Ⅲ导联负侧的比例减少。如为下壁心肌梗死,吸气之后 Q 波无明显变化,且出现在连续两个或以上的下壁导联(图 2-4)。此方法并非 100% 准确,但能起到初筛的作用。

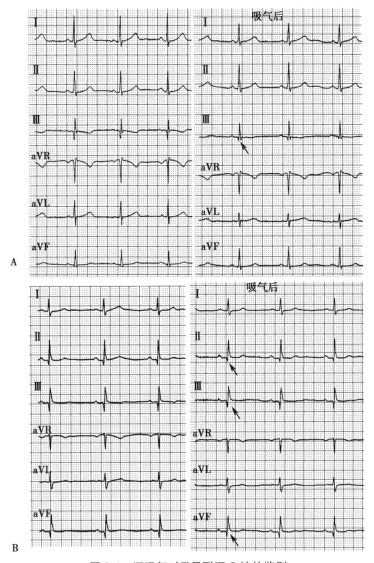

图 2-4 深吸气对Ⅲ导联深 Q 波的鉴别

(A:吸气后Ⅲ导联深 Q 波明显变小,是正常变异;B:吸气后Ⅲ导联深Q 波无变化,同时Ⅱ、aVF 也有深 Q 波,为陈旧性下壁心肌梗死)

2. V₁、V₂导联呈 QS 型 QRS 波

（1）V₁、V₂导联 QRS 波呈 QS 型，除警惕前间壁心肌梗死、心肌病等病理性可能外，一些健康的瘦长体型或慢性阻塞性肺气肿者也可出现。原因是这类个体心脏呈垂位，相对于常规 V₁、V₂的记录位置，室间隔位置相对下移，故在常规 V₁、V₂的位置记录不到心室最初除极时室间隔由左后向右前除极所形成的小 r 波。

（2）鉴别方法：将 V₁、V₂记录位置降低 1～2 个肋间，如能出现 r 波，则认为是正常变异（图 2-5），否则需要考虑病理性 Q 波。

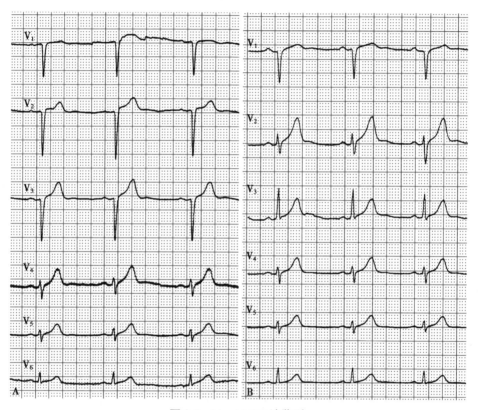

图 2-5　V₁～V₂ QS 波鉴别

（A：V₁～V₃电极在正常位置，V₁～V₂呈 QS 型，V₃呈 rS 型；B：V₁～V₃电极放置于正常位置的下一肋间，V₁～V₃出现 r 波，且递增良好）

（3）如果 V₁、V₂为 qrS 或 qRs 三相波图形，则一般提示病理性（图 2-6）。

3. 胸导联 V₁～V₃上移 1～2 个肋间记录　当心电图呈 2 型、3 型或不典型 1 型 Brugada 波心电图改变时，需加做上移 1～2 肋间的胸导联 V₁～V₃，有助于出现典型的 1 型 Brugada 波心电图，结合临床病史，对诊断 Brugada 综合征的意义更大（图 2-7）。

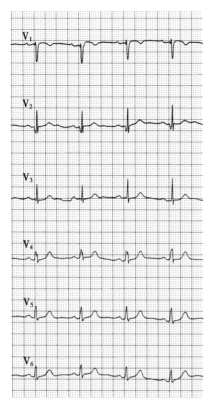

图 2-6　陈旧性前间壁心肌梗死

（V₁～V₃ 呈 qrs 或 qRs 型）

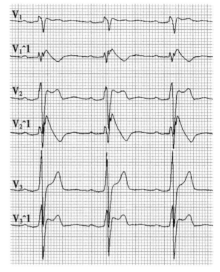

图 2-7　V₁～V₃ 上移一肋间记录

（V₁^1，V₂^1，V₃^1 分别代表上一肋间记录的 V₁，V₂，V₃ 导联；示 Brugada 综合征患者，标准心电图呈 2 型 Bruagada 心电图表现，上移 1 肋间记录后，图型为典型 1 型改变）

4. 加做右胸或后壁导联

（1）常规十二导心电图提示急性下壁心肌梗死的患者，要求做十八导联心电图，以帮助判断右室、后壁是否受累（图 2-8）。

（2）建议怀疑急性冠脉综合征的患者皆做十八导联，一旦患者发生病情变化可作为对比。

5. 采用特殊记录方式，增加 P 波的可识性

（1）Lewis 导联：将右手电极（红）置于胸骨右缘第 2 肋间（方法一）或胸骨柄上（方法二），左手电极（黄）置于胸骨右缘第 4 肋间的"Ⅰ"导联记录（图 2-9）。

（2）食道电极记录：左房与食道毗邻，将食道电极置于左房的后方，并与胸导相连，可记录到清楚的 P 波。

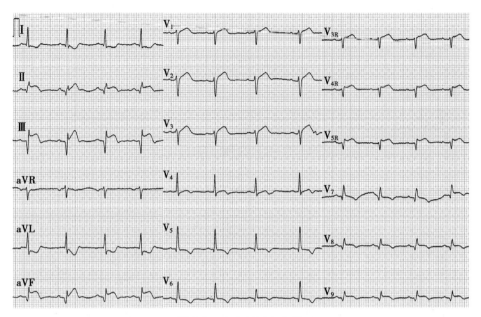

图 2-8 十八导联心电图
（急性下壁合并右室与后壁心肌梗死）

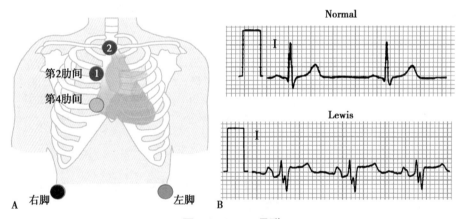

图 2-9 Lewis 导联
（A: Lewis 导联示意图; B: 同一患者 Lewis 记录时的 P 波较常规记录时明显。Normal 为正常）

6. Valsalva 动作辅助鉴别心动过速的性质 Valsalva 动作是令病人行强力闭呼动作，即深吸气后紧闭声门，再用力做呼气动作。该动作可减慢心室率从而暴露心房波，有利于观察房室关系。

（陈旭秒）

第三章 心电图的阅读技巧与内容

一、结合病史

1. 为患者行心电图检查的临床或心电图医生需掌握《诊断学》相关内容。

（1）与心脏疾病特别相关的症状依次有：呼吸困难、心悸、胸痛、发绀、水肿、咳嗽与咳痰、晕厥等。接诊医生凭心电图申请单上的"只言片语"，从中有可能推理出患者的基础疾病。

1）劳力性胸痛：指向心绞痛，基础病极有可能是冠心病。

2）劳力性气促：指向心功能不全，其常见基础疾病囊括了所有心脏疾病；呼吸系统疾病同样也可以表现为劳力性气促。

3）心悸：心悸存在时间长，如数天、数周、数月甚至数年，指向期前收缩，或者3～5个连发期前收缩，指向"短阵心动过速"的可能性大；若是"突发突止"十分明确，指向阵发性发作类的心律失常，如阵发性室上性心动过速、阵发性心房扑动、心房颤动，少数也有可能是阵发性室性心动过速等。

（2）接诊医生应善于"察言观色"，患者的某些症状或体征，如发绀、水肿，甚至呼吸困难等，为基础疾病也提供了很多信息。

1）发绀：①发绀伴呼吸困难常见于重症心、肺疾病及急性呼吸道梗阻、大量气胸等；②发绀伴杵状指（趾）提示病程较长，主要见于紫绀型先天性心脏病和某些慢性肺部疾病；③发绀伴意识障碍主要见于中毒、休克、急性肺部感染或急性心衰等危重症。

2）水肿：①局部的水肿，如一侧下肢的水肿，要注意有无下肢静脉血栓形成；②全身性水肿，常见的有心源性、肝源性、肾源性和内分泌源性等。

2. 安装了起搏器的患者，如遇到无临床资料、无起搏器资料、无既往资料等时，偶因心电图的起搏脉冲不明显而误判（图 3-1），可通过询问病史、找囊袋、问价格、问年限等，明确患者是否植入起搏器，并获得初步信息。

（1）因"心率慢"安装了起搏器，价格约 3 万元，可能是单腔 VVI 起搏器。近几年安装单腔起搏器的患者已经越来越少了。

（2）因"传导阻滞"安装了起搏器、价格在 5 万～8 万元，可能是双腔起搏器。

（3）因"晕厥"安装了起搏器且心率不慢、价格在 10 万或以上者，可能是 ICD。

（4）因"心力衰竭"安装了起搏器，价格在 12 万～15 万或者更高，可能是 ICD 或心脏同步化治疗的三腔起搏器（CRT-P/D）。

（5）因起搏器置入后数天感不适就诊者，可能是起搏导线接触不良、脱位等；如果是起搏器置入后 5 年～8 年甚至更长来诊，可能是电池耗竭或电极磨损等。心电图上可能会显示起搏、感知功能不良等表现。

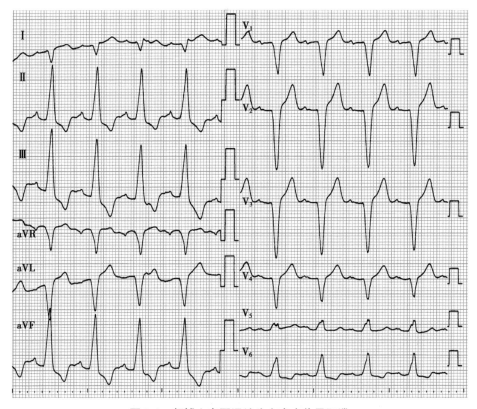

图 3-1　起搏心电图误认为左束支传导阻滞

（此图为一例体检患者，开始误诊为完全性左束支传导阻滞，经询问病史，患者有植入双腔起搏器病史，实为起搏心电图，呈心房感知 - 心室起搏工作模式，由于心室双极起搏，信号较小，在心电图上不易辨认，注意患者心室电极植入在高位间隔）

二、阅读心电图的主要步骤、方法和内容

1．一般浏览　包括标注相关信息、确认定标和走纸速度、判断导联正确性等。

（1）有无标记记录日期和时间、患者姓名；有无标注相应临床表现如胸痛发作或胸痛缓解，特殊处理如用药或电复律（必要时）等。

（2）确认定准电压、走纸速度，应注意心电图记录仪会根据电压情况自动使部分或全部导联电压减半或加倍（如图 3-1，肢体导联电压是 10mm/mV，胸前导联自动减半为 5mm/mV）；有无导联标记错误，或图和标识不对应；是否有增加特别记录图等。

（3）伪差的识别和鉴别。产生伪差的原因很多，大致上是因为肌电干扰、患者突然的动作、电极接触不良、仪器故障、纸槽卡纸等因素造成的，其中操作技术不细致周全占绝大多数。因此，分析一份心电图时要注意有无肌电干扰、交流电干扰、基线标移、甚至胸导联电极脱落等（图 3-2、图 3-3）。解决的办法包括让患者放松、保暖、电极接触部位擦拭酒精或清水、定期检查和保养心电图记录仪等。

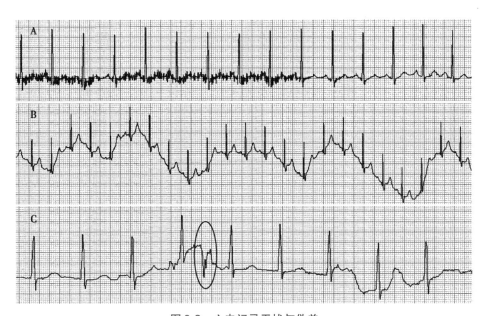

图 3-2　心电记录干扰与伪差

（A：高频电干扰；B：基线漂移；C：圆圈内为伪差，注意避免误判为室性期前收缩）

2. 确定主导心律　首先辨认 P 波。

（1）根据 P 波的有无、形态、顺序及与 QRS 波群的关系，确定基本心律是窦性心律还是异位心律。

（2）可手动选择 P 波清晰的导联，通常为 Ⅱ 导联或 V₁ 导联，也可以是 P 波清晰的其他导联，将这些导联描记得稍微长一些，这样才能够看清 P 波的规律性，并根据 P 波的特点确定基本心律。

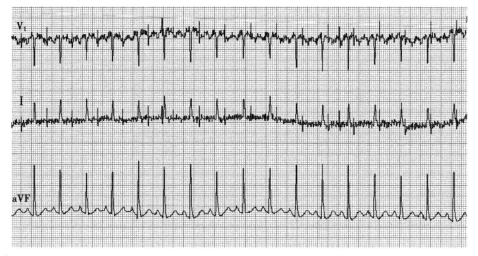

图 3-3 规律性脉冲电干扰

（V_1、I 导联除高频电干扰外，还有脉冲式规律的电干扰，易误为起搏脉冲，但无起搏器植入史可排除）

1）P 波有以下特点，如在 I、II、aVF、V_4～V_6 导联直立，aVR 导联倒置，可以诊断为窦性心律。

2）如果不完全符合上述特点，但 P 波有一定规律性，可将其视为心脏的基本节律，或者暂时视为"窦性心律"或"房性心律"。

3）仅见到窄 QRS 波群且 RR 间期等距，折算心率在 40～60 次 /min，无相关 P 波；或者有相关 P 波但却是逆行 P′ 波，P′ 波出现在窄 QRS 波群之前且 P′-R<0.12s，或者 P′ 波出现在窄 QRS 波群之后且 R-P′<0.20s，可诊断基本节律是交界性逸搏心律（图 3-4）。

4）仅见到宽 QRS 波群且 RR 间期等距，折算心率 <40 次 /min，无相关 P 波，可诊断基本节律是室性逸搏心律。

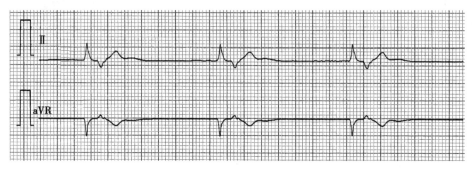

图 3-4 窦性停搏并交界性逸搏心律

（P 波在 QRS 之后，且在 II 导联倒置，aVR 导联直立，为逆传的 P′ 波）

5）P 波消失，代之以一系列不规则的"f"波，且 RR 间期不等，基本节律是心房颤动。

6）P 波消失，代之以锯齿样的大"F"波，RR 可规则或不规则，可诊断基本节律为心房扑动。

3. 关注心室除极产生 QRS 波群的形态

（1）正常心室除极是左、右心室差不多同时开始的，产生的 QRS 波群其宽度<0.11s；这种宽度的 QRS 波群被称为正常（宽度）的、窄的、室上性的 QRS 波群，表示其电指令来于窦房结、心房或房室交界区等室上性组织。

（2）当 QRS 波群 ≥0.12s 时，称之为宽 QRS 波群。见于室性异位激动、室上性激动伴差异性传导、预激综合征或室上性激动经旁路前传等三种情况，需要鉴别。

（3）心室是心脏最重要的部分，其电指令的来源和频率的快慢直接决定心室跳动的方式，并与预后相关。因此谨记针对心室电激动的"宽、窄、快、慢"，这四个字是理解临床心电图的精髓。

4. 仔细辨认或寻找 P 波与 QRS 波群之间为从属 / 序列关系，还是重叠关系。

（1）确立窦性节律是否真正保证了房室顺序的电激动。若是，则观察是正常窦性心律、还是窦性心动过速或窦性心动过缓。

（2）确立在窦性节律基础上，是否发生了快速型心律失常（如期前收缩）或者缓慢型心律失常（如传导阻滞）。

（3）若 P 波与 QRS 波群之间仅为重叠关系，可考虑房室分离，包括干扰性房室脱节或三度房室传导阻滞等。

（4）根本无法辨认出 P 波，只有超过 100 次 /min 以上的快频 QRS 波群。

1）窄 QRS 波群且 RR 间期整齐者，多考虑为阵发性室上性心动过速、房室比例一致的心房扑动，小部分为分支型室性心动过速。

2）窄 QRS 波群且 RR 间期不整齐者，考虑为心房颤动、房室比例不一致的心房过速或心房扑动。

3）宽 QRS 波群且 RR 间期基本整齐者，首先考虑为室性心动过速，小部分为室上性心动过速伴差异性传导、旁路前传参与的室上性心动过速。

4）QRS 波群有宽有窄，且 RR 间期不整齐者，以预激综合征合并心房颤动可能性最大。

（5）根本无法辨认出 P 波，只有 60 次 /min 以下的慢频率、窄 QRS 波群且 RR 间期整齐者，多考虑为交界性逸搏心律；若频率在 70～130 次 /min，则考虑为加速性交界性自主节律或室上性心动过速。

（6）根本无法辨认出 P 波，40 次 /min 以下的慢频率、宽 QRS 波群且 RR 间期整齐者，多考虑为室性逸搏心律；若频率在 50～100 次 /min，则考虑为加速性室性自主节律。

5.测量 P 波宽度和高度、P-R 间期、QRS 波群宽度和高度、Q-T（QTc）间期、ST 段的偏移及 T 波的宽度和高度；必要时测量 P-J 间期（用于宽 QRS 波群鉴别诊断），度量 P-P、R-R 间距。

测量 P-P 或 R-R 间距以计算心房率和心室率：在每一个 P 波之后均有 QRS 波群者，心房率等于心室率，只要计算心室率即可。如有明显心律不齐，且心房率和心室率不相等时，则应分别计算心房率和心室率。

1）测量 P-R 间期应注意：在心率过快或 P-R 间期延长的病例中，P 波常重叠在前一个心动周期的 T 波上，或者完全被掩盖而不能看出，或者在 T 波的下降支形成一个切迹而被误认为 u 波，故应仔细核对以免误判。没有 P-R 间期可测量的情况如心房扑动、心房颤动，或者 P 波与 QRS 波群无固定关系者如完全性房室传导阻滞，P-R 间期可以不测。P-R 间期有规律性改变时，如二度 I 型房室阻滞的文氏现象，可以将最短和最长的标注出来。

2）测量 Q-T 间期应注意：在 V_2 或 V_3 导联上测量 QT 间期最为准确；测量时勿将异常明显的 u 波计算在内，当 T、u 融合难以辨认 T 波终点时，通常选择 u 波不明显的导联（aVR 或 aVL）来测量，或沿 T 波降支最陡峭的部分做切线，其与等电位线的交点作为 T 波终点；有时 u 波振幅较大，T、u 融合难以与 T 波切迹相区分，可测量双峰顶点之距离，如 >150ms 则一般认为是 T、u 融合。目前测量 QTc 仍以 Bazett 公式（$QTc=QT/\sqrt{RR\text{间期（S）}}$）计算，因需 RR 间期的测量值，于心房颤动者取 RR 间期平均值代入。

6.测定 QRS 波的平均电轴，并判断是否有心脏转位。

（1）QRS 波电轴是指额面上心室除极综合向量的方向。可根据肢体导联 I、III 的 QRS 波电压值进行测定。常用的目测法是观察 I、III 导联 QRS 波的主波方向，口诀有说"尖对尖，向右偏；口对口，向左走"（图 3-5）。如目测法有左偏或右移时，应分别测量 I、III 导联上 QRS 波群正、负向的代数和，用查表法写出电轴的"准确"偏移度数。目前所用的多导心电图机均能自动测量，或直接参阅其值。

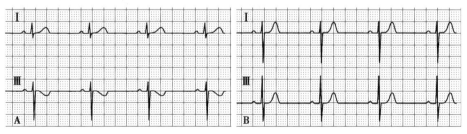

图 3-5 心电轴的简单判定

（A：I、III 导联"口对口，向左走"B：I、III 导联"尖对尖，向右偏"）

（2）心脏转位：判断心脏转位的方向是自心尖部向心底部观察的。正常时 V_3 或 V_4 导联 R/S 大致为 1，为左、右心室过渡区波形。如果正常 V_3 或 V_4 的波形出现在 V_5、V_6 导联上，就叫作顺钟向转位；反之正常 V_3 或 V_4 的波形出现在 V_1、V_2 导联上，则称为逆钟向转位。这种转位图形在正常人也可见到，并非都是心脏解剖上的转位，其临床意义需要根据其他的情况综合判断，不能作为一个单独的诊断标准。

三、正常心电图的特点

1. 心电图主要波形和间期的正常值

（1）P 波：代表心房肌除极的电位变化。

1）P 波在 I、II、aVF、V_4～V_6 导联上直立、aVR 导联上倒置。

2）P 波宽度（时限）< 0.12s，高度在肢体导联 < 0.25mV、在胸导联 < 0.2mV。

（2）PR 间期：代表心房开始除极至心室开始除极的时间，正常为 0.12s～0.20s。

（3）QRS 波群：代表心室肌除极的电位变化。

1）QRS 波群宽度不超过 0.11s，通常在 0.06s～0.10s。

2）在肢体导联，QRS 波群的主波方向在 I、II 导联向上，在 aVR 导联向下。正常人 R 波高度在 I 导联小于 1.5mV，aVL 导联小于 1.2mV，aVR 导联上 <0.5mV，aVF 导联 <2.0mV。

3）在胸导联，QRS 波群在 V_1、V_2 导联主波向下，多呈 rS 型，r 波高度不超过 1.0mV；在 V_5、V_6 导联主波向上，可以呈 qR、qRs、Rs、R 型，R 波不超过 2.5mV；通常从 V_1 导联到 V_5 导联，r 波逐渐增高至 R 波。

4）关于病理性 Q 波：当 q 波宽度≥0.04s、深度≥0.1mV 时考虑病理性 Q 波诊断。正常人 V_1、V_2 导联偶尔可呈 QS 形，将电极放置在下一肋类似位置有助于鉴别诊断。

（4）J 点：QRS 波群的终末与 ST 段起始的交接点称为 J 点。J 点大多在等电位线上，也可随 ST 段的偏移而发生移位。

（5）ST 段：为 QRS 波群的终点至 T 波起点之间的线段，代表心室缓慢复极。正常情况下，除 V_1～V_3 导联的 ST 段可以上抬 0.3mV 或更高外，其他导联 ST 段下移不超过 0.05mV、上抬不超过 0.1mV。

（6）T 波：代表心室快速复极时的电位变化。

1）T 波形态：呈前半部斜度较平缓、后半部斜度较陡的圆顶状的波形，其方向大致与 QRS 波群的主波方向一致。

2）T 波振幅：通常不低于同导联 R 波的 1/10，有时在胸导联可高达 1.2mV～1.5mV 也属正常。没有对 T 波的宽度作特别限定，通常在 0.1～0.25s。

（7）QT 间期：指 QRS 波群的起点至 T 波终点的时间，代表心室肌除极和复极全过程所需的时长。近年推荐 QT 间期延长的标准为：男性 QTc 间期 ≥450ms，女性 QTc 间期 ≥460ms。

（8）u 波：T 波之后振幅很低小的波称为 u 波，其产生机制至今未明。明显的 u 波见于低钾血症。

2. 正常窦性心电图的特征（图 3-6）

（1）P 波呈窦性 P 波。

（2）P 波之后有下传的相关 QRS 波。

（3）各波段形态、时限、振幅正常，电轴不移。

（4）节律规整，相邻 PP/RR 间期相差 ≤0.12s。

（5）频率在 60～100 次/min。

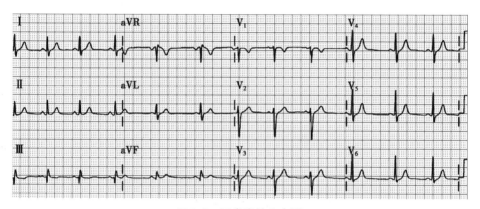

图 3-6 正常窦性心电图

（心率 70 次/min，PR 0.16s，QT/QTc 380/400ms，电轴 60°）

四、书写心电图诊断时的注意事项

根据以上阅读心电图的步骤、方法和内容，在书写心电图的诊断时，应注意以下项目。

（1）基本心律：如"窦性心律""心房颤动"等。

（2）心电图的特征性改变及具体的心电图诊断：如急性 ST 段抬高型心肌梗死、左室肥大、完全性左束支阻滞、二度或三度房室传导阻滞伴交界性逸搏心律等。

（3）心电轴偏移：如电轴左偏、电轴显著右偏等；有心脏转位时也可标明。

（4）结合临床，提供参考意见，必要时建议复查，如立即急诊，或心血管专科就诊，或复查血电解质等。

（5）心电图的诊断书写顺序，建议按照"重轻急缓"的方式，将最急、最危及患者生命的诊断放在最前面,以提高临床医生的警觉性和紧张度,同时录图者或分析心电图者应立即向相关人员或科室报告"心电图危急值"(参见《心电图危急值2017年中国专家共识》),以确保患者在最短时间内得到救治。

(柳　俊　王　莺)

第四章　心房心室肥大

一、心房肥大的心电图特点

1. 正常心房激动的特点

（1）正常情况下，窦房结的激动首先进入右房，然后通过 Bachmann 束等传导通路将电活动传至左房，因而窦性 P 波的前部分主要由右房除极决定，后部分主要反映左房除极。

（2）解剖上右心房位于左心房的右前方，窦房结在右心房的右上部，因而心房的除极方向是由上向下、由右向左，决定各导联的 P 波形态。

2. 心房肥大的心电图变化特征及原理

（1）心房肥大的心电图主要表现为 P 波振幅、除极时间及形态的改变。这是由于心房肌纤维增长变粗、心房扩大使房内激动时间延长、房间传导通道受牵拉或损伤等改变综合所致。

（2）右房肥大主要影响 P 波的前半部和右房由上向下的向量，P 波时程一般不增加；左房肥大主要影响 P 波的后半部和左房由右向左的向量，P 波时程增加（图 4-1）。

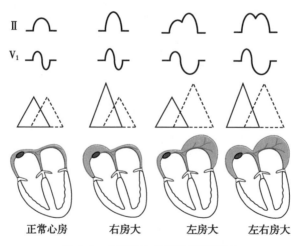

图 4-1　心房增大 P 波改变示意图

（实线三角代表右房除极，虚线三角代表左房除极）

3. 左房肥大的心电图特点（图4-2）

（1）P波增宽，其时限＞0.11s，常呈双峰型，双峰间期≥0.04s，以Ⅰ、Ⅱ、aVL、V_1导联明显，典型者由于多见于二尖瓣狭窄，故称为"二尖瓣型P波"。但需特别注意，不是所有二尖瓣疾病患者均会出现"二尖瓣型P波"。凡是引起左心房扩大、左心房容量负荷增加或房间阻滞的疾病都可以出现"二尖瓣型P波"，不是二尖瓣疾病所特有。

（2）V_1导联上P波呈先正后负的双向波，负向波深而宽，其终末电势（Ptf_{V_1}）绝对值［负向波深度（mm）和时间（s）的乘积］≥0.04mm·s。

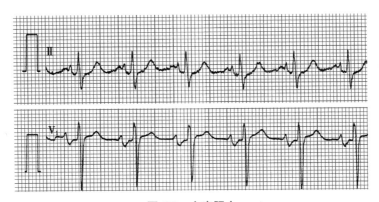

图4-2　左房肥大

［P波时限＞0.11s，V_1导联P波双向，Ptf_{V_1}（绝对值）≥0.04mm·s］

4. 右房肥大的心电图特点（图4-3）

（1）P波高尖，其振幅≥0.25mV，P波的宽度并不增加，在Ⅱ、Ⅲ、aVF导联明显，称为"肺型P波"。"肺型P波"被认为是右房超负荷、右心循环负荷过重的指标，常见于慢性肺部疾病、右心负荷过重为主的心脏病。

（2）V_1导联P波振幅≥0.15mV（P波直立时）；P波振幅算数和≥0.20mV（P波双向时）。

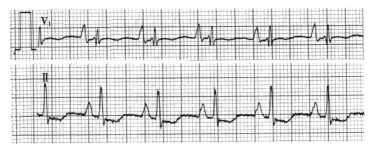

图4-3　右房肥大

（P波振幅≥0.25mV）

31

5. 双房肥大的心电图特点

双房扩大的心电图应同时满足左房扩大和右房扩大的心电图特点，即 P 波时限>0.11s，振幅≥0.25mV。需注意的是，双房肥大的心电图表现并不均匀反映在各导联上，故评估双房肥大时要联合多导联综合进行（图4-4）。

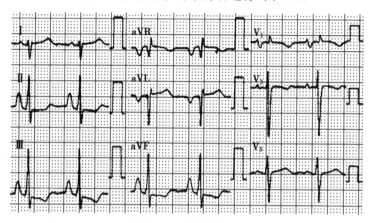

图 4-4　双房肥大

[P$_{II}$增高，Ptf$_{V_1}$（绝对值）>0.04mm·s]

二、心室肥大的心电图特点及原理

1. 心室肥大的心电图原理

（1）QRS 波是左右心室除极综合向量的反映。心室肌除极最初是从左侧室间隔开始，随后左右两心室几乎同时由内膜向外膜快速进行，最后才是左室外侧基底部。因而大部分时间，左右心室的除极存在对抗，但正常情况下，左心室位于心脏的左后方，明显厚于右心室，处于优势，因而综合向量指向左下。

（2）心室肌肥厚时，相应腔室的心肌会增厚，激动时间会延长，同时左右心室的优势比例会发生改变，心电图的表现主要有：

1）左、右心室肥厚时，相应的左心或右心导联的 QRS 波的电压增高。

2）左室肥厚时，电轴进一步偏左；右室肥厚时，电轴的方向会被向右吸引。

3）心室的激动时间延长。

4）继发性 ST-T 改变：由于心肌的复极可受除极、室壁张力等影响，当心肌肥厚影响除极过程或室壁张力时，相应的复极也可发生变化，产生继发性 ST-T 改变。另外，需注意在某些患者，由于心室壁的过度肥厚，可影响心肌血液的供需平衡，产生缺血的原发性 ST-T 改变。

2. 左室肥大的心电图特点及诊断

（1）左室高电压

1）胸导联 R$_{V_5}$ 或 R$_{V_6}$>2.5mV；R$_{V_5}$+S$_{V_1}$>4.0mV（男）或>3.5mV（女）。

2）肢体导联中，$R_I>1.5mV$；$R_{aVL}>1.2mV$；$R_{aVF}>2.0mV$；$R_I+S_{III}>2.5mV$。

（2）电轴左偏

（3）QRS波群时限延长0.1s～0.11s。

（4）ST-T改变：在R波为主的导联，其ST段呈下斜压低，T波低平、双向或倒置。在以S波为主的导联（如V_1导联）则反而可见直立的T波。

（5）左心室肥大的诊断标准可简单记成1+1/3，即在左室高电压基础上，加上第（2）～（4）条中的任一条，可考虑左心室肥大的心电图诊断（图4-5）；否则只能诊断左室高电压（图4-6）。

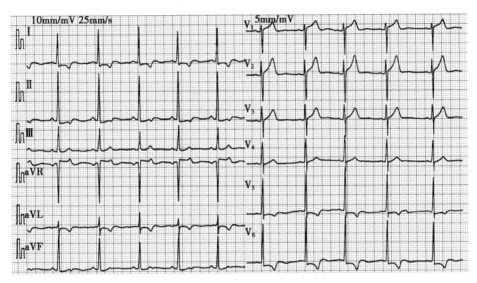

图4-5　左室肥大心电图

（左室高电压 + 电轴左偏 +ST-T 改变）

3. 右室肥大的心电图特点及诊断

（1）右室导联电压增高：右室壁厚度仅有左室的1/3，当右室肥厚达到一定程度时，才会显示其改变。心电图改变：

1）V_1导联 R/S≥1；V_5导联 R/S≤1 或 S波比正常加深；

2）$R_{V_1}+S_{V_5}>1.05mV$；

3）aVR 导联 R/S 或 R/q≥1（即向上部分 / 向下部分振幅≥1）或 R>0.5mV；

（2）电轴右偏≥90°；

（3）ST-T 改变；

（4）上述心电图指标中，定性诊断比定量诊断更重要，一般阳性指标越多，则诊断可靠性越高，但敏感性较低（图4-7）。

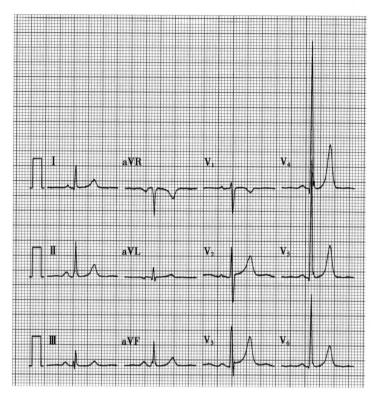

图 4-6　左室高电压

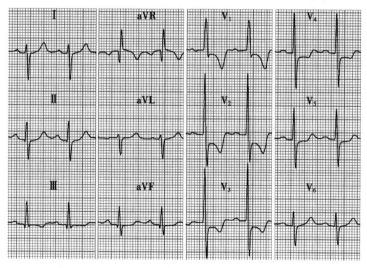

图 4-7　右室肥大心电图
（V_1 导联 R/S≥1，aVR 导联 R>0.5mV，电轴右偏，ST-T 改变）

4. 双侧心室肥大的心电图特点及原理

双侧心室肥大根据左右心室向量的综合,可出现如下三类心电图改变:

(1)大致正常心电图。

(2)单侧心室肥大心电图。

(3)双侧心室肥大心电图(图4-8)。

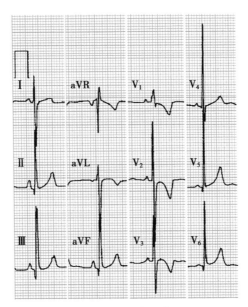

图4-8 双室肥大

(左室肥大:左室高电压;右室肥大:电轴右偏,V_1导联 R/S>1,ST-T 改变)

三、房室肥大心电图鉴别

心电图诊断房室肥大敏感性及特异性均存在一定的局限性,鉴别诊断需结合临床病史,最终确诊依赖于心脏彩超等影像学的客观依据。

1. 左房肥大心电图鉴别 主要与各种原因引起的左房传导阻滞鉴别,可见于 Bachmann 束等房间传导通道发生变性、断裂或纤维化等,心电图表现类似"二尖瓣型 P 波"。可见于冠心病、心肌梗死、高血压病和糖尿病等,鉴别主要依靠临床病史和辅助检查结果。

2. 右房肥大心电图鉴别

(1)低钾血症:可出现 P 波增高变尖,但同时出现 T 波低平、倒置,ST 段下移,u 波增高,Tu 融合等相应低血钾心电图表现。

(2)右房内传导阻滞:右房内结间束因缺血、变性或纤维化等导致传导延缓,引起右房内除极时间延长,可出现肺型 P 波。临床及心脏彩超排除右房肥大后,

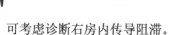

可考虑诊断右房内传导阻滞。

3. 左室肥大心电图鉴别　心电图诊断左心室肥大的敏感度和特异度均有限，只能提供诊断线索。一方面，一部分左室肥大的患者并不出现相应心电图改变；另一方面，一些个体心电图表现为典型的"左室肥大"，但临床并未证实存在"左室肥大"。此外，左室高电压仅是一种心电图改变，并不意味着病理性左室肥厚，可见于一些胸壁较薄者、青年和幼儿。需与左室肥大心电图相鉴别的有：

（1）B 型预激综合征：左胸前导联出现高大的 R 波及继发性 ST-T 改变，但有 δ 波和 PR 间期缩短。

（2）左室肥大的继发性 ST-T 改变：与心肌缺血时 ST-T 改变相类似，但后者有心绞痛症状，ST 段下移>0.10mV，并有动态演变过程。

4. 右室肥大心电图鉴别

（1）正后壁心肌梗死：V_1、V_2 导联 R 波增高，同时 $V_7 \sim V_9$ 导联可出现异常 Q 波，结合临床资料可做出诊断。

（2）A 型预激综合征：V_1、V_2 导联 R 波增高，并出现继发性 ST-T 改变，但有 δ 波和 PR 间期缩短。

（苏　晨）

第五章　心肌缺血与梗死

一、心肌缺血、坏死的心电图改变及机理

1. 心肌缺血的心电图改变

（1）心肌缺血主要影响心肌的复极，表现为相关导联 ST-T 发生改变。

1）缺血性 T 波改变：心内膜下心肌缺血，缺血区相应导联 T 波高尖；相反，心外膜下或透壁心肌缺血，缺血区相应导联 T 波倒置。这是由于正常心室的复极是由心外膜向心内膜进行的，当心内膜心肌缺血时，复极更加延迟，心外膜心肌复极向量受心内膜心肌复极向量的对抗减少，于是 T 波高尖；反之心外膜心肌缺血时，心外膜侧心肌复极延迟，甚至晚于心内膜心肌，室壁的复极与正常相反，于是在缺血区相应导联 T 波倒置（图 5-1）。

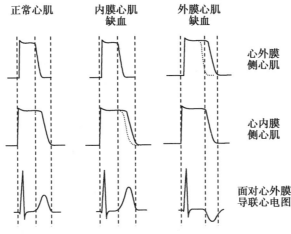

图 5-1　缺血性 T 波改变
（动作电位中的虚线代表正常时的 3 相复极）

2）损伤性 ST 改变：表现为心内膜心肌损伤时，损伤区域相应导联的 ST 段压低；心外膜侧心肌损伤时，损伤区域相应导联的 ST 段抬高。具体机制目前存在多

种假设,如损伤电流、除极受阻等。总之,心肌损伤时,ST 向量从电位较低的正常心肌指向电位较高的受损心肌,因而损伤区域相应导联 ST 段抬高(图 5-2)。

（2）心肌缺血的 ST-T 改变,可受多种因素的影响,并取决于缺血的严重程度、持续时间和缺血发生部位。约 10% 患者心肌缺血时心电图可无明显变化,部分患者甚至表现出所谓的 ST-T 假性正常化。

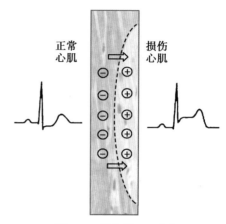

图 5-2　损伤性 ST 改变

2. 心肌坏死的心电图改变　心肌坏死时,由于坏死心肌不能产生心电向量,使心肌除极综合向量背离坏死区,导致坏死区域相关导联出现异常 Q 波或 QS 波。根据坏死心肌的多少及时间,心电图可表现为:

（1）坏死性 / 病理性 Q 波:指相邻两个或两个以上导联 Q 波时限>40ms,深度大于同导联 R 波的 1/4 或>0.1mV。

1）其形成所需的条件有:①心肌梗死的范围>2cm;②心肌梗死的厚度>5mm或大于左室厚度的 50%;③梗死部位位于 QRS 起始 40ms 的除极部位,包括室间隔,左、右室前壁,心尖部和左室侧壁。左室基底部是心室最后除极的地方,在QRS 的终末部,该部心肌梗死时可不产生 Q 波。

2）病理性 Q 波的转归:70%～80% 患者的病理性 Q 波终生存在,约 6% 患者的病理性 Q 波完全消失,10%～15% 患者的病理性 Q 波会部分恢复转为小 Q 波。Q 波较快消失或部分恢复的机制可能是心肌从顿抑状态恢复所致,而 Q 波晚期消失则可能是因为坏死心肌的解剖学愈合或对侧部位心肌发生再梗死,使原有 Q 波消失所致。

（2）等位 Q 波:见于梗死心肌范围小、深度浅,或梗死面积大、产生的梗死向量相互抵消的情况。常见的有:

1）小 Q 波（q 波）:①宽度>40ms,但深度没有同导联的 1/4;② V_1、V_2 导联 rS波之前出现 q 波;③ V_3～V_6 导联的 Q 波虽未达到坏死性 Q 波的标准,但 Q 波的深度和宽度前一导联超过下一个导联的 Q 波;④下壁导联只有Ⅲ导联达到病理性 Q 波的标准,如果伴 aVF 导联 Q 波宽度>20ms,Ⅱ导联也能看到小 q 波,结合病史,则可诊断陈旧性下壁心肌梗死。

2）线性 r 波（胚胎 r 波）:胸前导联 r 波振幅小（<0.15mV）,且升、降支合为一条直线,如果连续两个导联出现则意义更明显(图 5-3)。

3）R 波振幅变化:① R 波振幅动态进行性下降;②胸前导联 R 波递增不良;③胸前相邻导联 R 波振幅相差>50%(图 5-4)。

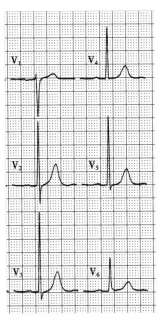

图 5-3　线性 r 波

（V_1 r 波时程短，上升支与下降支重叠；另外 V_1、V_2 导联 R 波振幅相差 >50%）

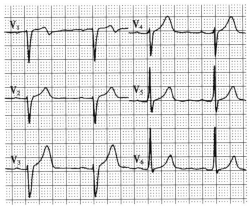

图 5-4　胸前导联 R 波递增不良

（V_1～V_4 R 波递增不良，V_4 与 V_5 R 波振幅相差 >50%）

3. 心电图的"镜影"改变　心脏是个立体的不规则球体，相对的室壁之间类似于心外膜心肌与心内膜心肌之间的关系。如下壁与高侧壁相对，当下壁心肌透壁或心外膜损伤缺血时，可看成是高侧壁的内膜面心肌损伤或缺血。因此，在心电图上，相对室壁的相关导联可出现相反的 QRS-T 改变，即"镜影"改变。如下壁导联Ⅱ、Ⅲ、aVF 的 ST 段抬高时，相对的 Ⅰ、aVL 导联可出现"镜影"样的 ST 段压低（图 5-5）；再如 V_1、V_2 导联 R 波增高，可能是后壁导联 V_7~V_9 坏死性 Q 波的"镜影"表现。

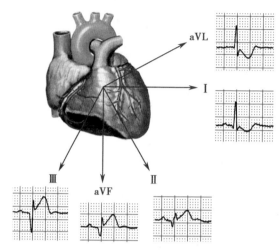

图 5-5　心肌梗死时心电图"镜影"改变

（急性下壁心肌梗死时，Ⅱ、Ⅲ、aVF 导联 ST 段抬高，Ⅰ、aVL 导联 ST 段压低）

二、ST 段抬高型心肌梗死心电图特征

1. ST 段抬高型心肌梗死的心电图演变

心肌梗死时，心外膜血管堵塞，如不能及时再通，受其供血支配的心肌随着时间的推移，逐渐出现缺血、损伤、坏死的过程。另外，由于心肌的交叉供血，从受累心肌的中心到外周因血流受损的程度不同，可同时存在心肌的坏死、损伤与缺血。在心电图上表现出心肌梗死的动态心电图特征。

（1）超急性期

1）主要为心内膜缺血性 T 波改变，表现为巨大高耸的 T 波（图 5-6），持续时间较短，几分钟到几小时。这是由于冠状动脉是从心外膜分支伸向心内膜供血的，心肌缺血往往自心内膜开始，并逐渐向外膜延伸。

2）此时需与正常心电图、高钾血症相鉴别。病人有胸痛的病史、心电图出现动态改变有助于鉴别诊断；如患者存在可能导致高血钾的疾病，进一步测定血钾水平有助于诊断高钾血症。

（2）急性期

1）此期心肌进一步缺血首先出现损伤，在超急性期 T 波高尖的基础上出现损伤性 ST 段抬高，多呈弓背向上型，有时与直立的 T 波升支融合形成类似单细胞动作电位图形的单向曲线，明显者形似"墓碑样"。然后损伤中心区域的心肌发生

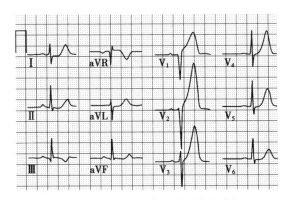

图 5-6　心肌梗死超急性期（前壁）

坏死，相应导联出现病理性 Q 波，此时，"缺血型 T 波改变""损伤型 ST 段改变"和"病理性 Q 波"可三者并存，并可在相对的导联上出现"镜影"改变。之后随着心肌坏死区域的扩展，出现病理性 Q 波的导联也逐渐增多，ST 段渐渐回落，T 波也逐渐倒置。一直持续到 Q 波稳定，ST 波回落到基线（并发室壁瘤者除外），时间一般不超过 1 个月（图 5-7）。

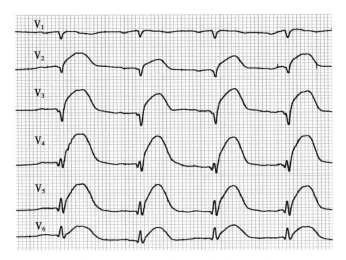

图 5-7　心肌梗死急性期心电图改变

（急性广泛前壁心肌梗死，V_2～V_6ST 段抬高与高大 T 波呈单向曲线，并有病理性 Q 波）

　　2）鉴别：心包心肌炎时，ST 段多呈弓背向下型抬高，并且累及的导联也较广。有时前间壁心肌梗死需与急性肺栓塞相鉴别（见"第十一章　急性心肌梗死的心电图鉴别"）。

　　（3）亚急性期和陈旧期：亚急性期 T 波逐渐变浅并稳定。陈旧性心肌梗死心电图已几乎无改变，只遗留病理性 Q 波，非 Q 波型心肌梗死在此期 ST-T 演变也

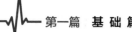

已结束,进入静止期。陈旧期约在心肌梗死发生 3 个月后。

2. 心肌梗死的心电图定位

心肌梗死超急性期、急性期可根据"缺血性 T 波改变"和"损伤性 ST 段改变"出现的导联部位来进行初步定位诊断;其余各期主要根据病理性 Q 波出现的导联部位来进行定位诊断(表 5-1,图 1-14)。

表 5-1　心肌梗死的心电图定位及可能的病变血管

心肌梗死部位	心肌梗死相应导联	可能的病变血管
间隔	V_1、V_2	前降支
前间壁	$V_1 \sim V_3$	前降支
前壁	V_3、V_4	前降支
广泛前壁	$V_1 \sim V_6$	前降支
侧壁	I、aVL、V_5、V_6	回旋支
前侧壁	I、aVL、$V_3 \sim V_6$	前降支或回旋支
下壁	II、III、aVF	右冠或回旋支
后壁	$V_7 \sim V_9$	右冠
右室	$V_{3R} \sim V_{6R}$	右冠

(马跃东)

第六章　心　律　失　常

一、心律失常的分类

正常心脏电激动起源于窦房结,并按一定的传导顺序激动心房与心室。当激动起源或传导发生异常时可产生心律失常(图 6-1)。因此,在分析心律时,需要明确的内容包括:

1. 激动的起源

(1)起源位置:窦房结或异位(心房、房室交界区、心室)。

(2)激动的频率:与激动起源位置的固有频率相比,分为过速(如窦性心动过速,加速性交界性自主心律),过缓(如窦性心动过缓)和正常频率(交界性逸搏心律)。

(3)激动的节律:节律规整(如阵发性室上性心动过速),规律的节律不齐(如期前收缩二联律或三联律),节律不齐(窦性心律不齐、心房颤动)。

(4)激动产生时的特性:主动发作(期前收缩),被动开始(逸搏)。

2. 激动的传导

(1)激动的前传或逆传。

(2)传导延迟或阻滞的程度:一度,二度(Ⅰ、Ⅱ型),三度阻滞。

(3)传导延迟或阻滞的位置:窦 - 房,房内,房室交界区和室内。

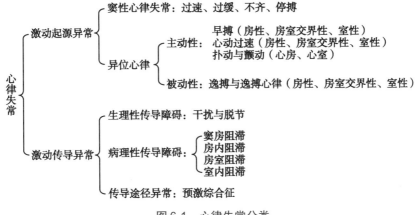

图 6-1　心律失常分类

二、心律失常异常激动形成的机制

1. 异常自律性 包括潜在起搏细胞自律性增加,非自律的心肌细胞在病理情况下出现的自动除极。特点是单个激动产生时,偶联间期可不等;连续发放冲动时,有"温醒"和"冷却"现象。

2. 触发活动 当早期后除极(early after depolarization,EAD)和延迟后除极(delayed after depolarization,DAD)的膜电位震荡到阈电位水平时,便能触发一次异常激动。

(1)后除极与心肌细胞内的钙离子浓度增加有关,故一般对钙离子拮抗剂维拉帕米(异搏定)敏感。

(2)EAD 发生在动作电位的 2 期(平台期)或 3 期(快速复极晚期)的初始,触发而成的室性期前收缩配对间期短,可表现为 RonT 现象,易形成尖端扭转型或多形性室性心动过速。EAD 多发生在基础频率较慢时,呈慢频率依赖性。

(3)DAD 发生在复极完成后或 3 期复极的晚期,有快频率依赖性的特点。

3. 折返(reentry) 折返是电激动在一定的环路中回复或循环,其形成需要满足以下条件。

(1)在解剖或电生理功能上至少存在两条传导路径,首尾相接,构成一个有效的折返环路。

(2)一条路径存在单向传导阻滞。

(3)另一条路径传导延缓,从而产生足够长的恢复时间,使原来激动过的传导组织或心肌脱离不应期。

三、室上性心律失常

1. 窦性心律失常

(1)窦性心动过速(sinus tachycardia):P 波形态提示激动来自于窦房结(P_{II} 直立,P_{aVR} 倒置),规律发生,但频率>100 次 /min(图 6-2)。可见于运动、情绪激动或焦虑等生理情况,以及发热、贫血、甲亢、血容量不足、低氧血症、心衰等病理状态。在病理状态下,窦性心动过速多为代偿反应,治疗以控制原发病变为主。

(2)窦性心动过缓(sinus bradycardia):窦性激动,但频率<60 次 /min,常伴有窦性心律不齐(图 6-3)。可见于健康成人,如运动员、老年人和睡眠时;某些疾病状态,如窦房结功能障碍、颅内压增高、高血钾、甲状腺机能减退、低温等,以及 β 受体阻滞剂、洋地黄等药物的应用。在病理状态时应首先治疗病因。如果病因不可去除,同时因严重心动过缓出现了心、脑、肾等供血不足的症状时可考虑起搏治疗。

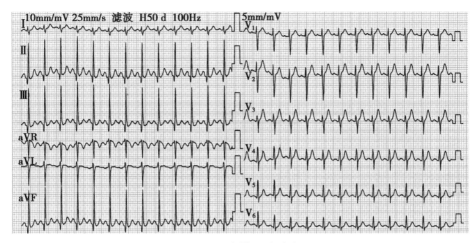

图 6-2 窦性心动过速

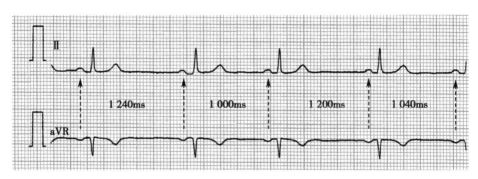

图 6-3 窦性心动过缓伴不齐

（3）窦性心律不齐（sinus arrhythmia）：窦性 P 波，节律不整，PP 间期相差>0.12s，常与窦性心动过缓同时存在。PP 间期长短之间无规律可循，以此与二度窦房传导阻滞相鉴别。较常出现的窦性心律不齐为呼吸性窦性心律不齐，多见于青年人，一般无临床意义。此外，窦房结内游走心律（图 6-4）、房室传导阻滞时（室相性窦性心律不齐）（图 6-5）也可合并窦性心律不齐。

（4）窦性停搏（sinus arrest）：指窦房结在 2 个以上心动周期时间内停止发放冲动。心电图在规则或不规则的 PP 间期中，出现长的 PP 间期，且长的 PP 间期与正常的 PP 间期不成倍数关系，但一般至少大于 2 倍。窦性停搏后常出现交界性逸搏或逸搏心律（图 6-6），可见于迷走神经张力增高（如压迫眼球、按摩颈动脉窦、刺激咽部等）、窦房结功能障碍、高钾血症等。临床上如停搏时间过长，可出现黑矇、晕厥，如病因不能快速去除，需应用临时或永久起搏治疗。

（5）病态窦房结综合征（sick sinus syndrome，SSS）：是由于起搏传导系统退行性变或冠心病等原因，累及窦房结及其邻近组织，引起窦房结起搏功能和 / 或窦

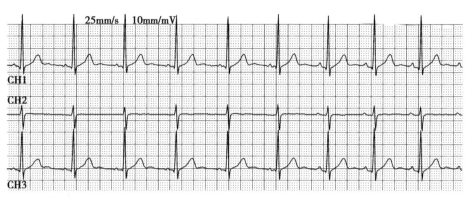

图 6-4 窦房结内游走心律并不齐

（P 波逐渐由低平变直立，PP 间期也逐渐减小）

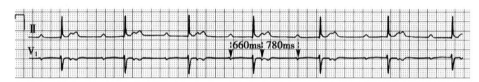

图 6-5 室相性窦性心律不齐

（2∶1 房室传导阻滞，包含 QRS 波下传的 PP 间期小于其间无 QRS 波下传时的 PP 间期）

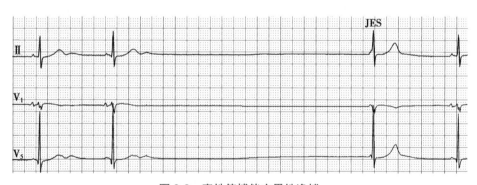

图 6-6 窦性停搏伴交界性逸搏

房传导功能障碍，而产生的多种心律失常和临床症状的一组综合征。心电图常表现为排除药物作用的持续性和非迷走张力增高所致的窦性心动过缓、窦性停搏或窦房传导阻滞；在缓慢窦性心律基础上出现房性心动过速、心房扑动或心房颤动（慢 - 快综合征）（图 6-7）；合并房室交界区受累时，同时出现房室传导阻滞，长时间不出现交界性逸搏或仅有室性逸搏等（双结病变）。

2. 房性期前收缩（premature atrial complex，PAC）

（1）提前出现的房性 P'，P' 波形态取决于异位激动起源的心房位置，如低位心房 P'$_{II}$ 为负，左房起源 P'$_{V_1}$ 为正。

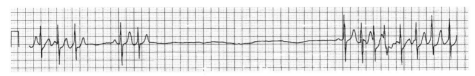

图 6-7 病态窦房结综合征(慢-快综合征)

（2）房性期前收缩激动常逆传入窦房结，使起搏细胞节律重整，因而期前收缩后的第一个窦性 P 波常"提前"发生，代偿间期多不完全（图 6-8）。

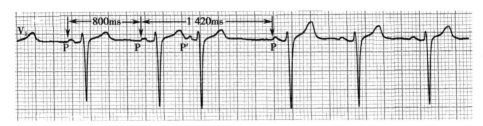

图 6-8 房性期前收缩(代偿间期不完全)

（3）根据 P′波的提早程度，及与前一窦性激动下传时在房室结、左右束支产生的不应期的关系，P′波可正常下传（P′R=PR，QRS 相同）、差异下传（QRS 增宽）、延迟下传（P′R>PR）或无下传（图 6-9）。

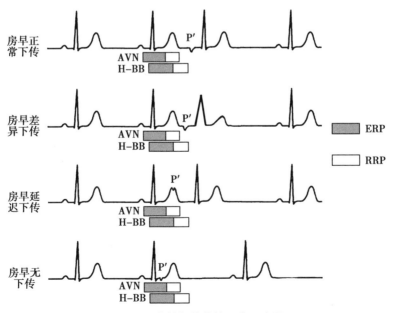

图 6-9 房性期前收缩下传示意图

（AVN：房室结；H-BB：希氏束-束支；ERP：有效不应期；RRP：相对不应期）

3. 交界性期前收缩(premature junctional complex, PJC)

(1)提前出现的 QRS-T 波,形态与窦性相似。

(2)可出现逆行 P' 波(P'$_\text{II}$,P'$_\text{III}$,P'$_\text{aVF}$ 倒置,P'$_\text{aVR}$ 直立),发生在 QRS 波群之前(P'R<0.12s)、之中或之后(RP'<0.20s)。

(3)代偿间期常为完全性的(图 6-10)。

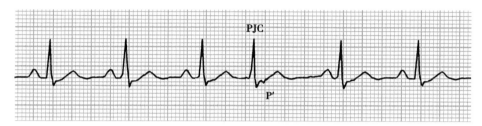

图 6-10　交界性期前收缩

4. 房性心动过速(atrial tachycardia)

(1)房性心动过速从发生机制上包括自律性、折返性心动过速两大类,多发于有器质性心脏病的患者。

(2)P' 波频率<250 次/min,其形态取决于自律性起源的部位或折返环的位置及激动传出方向。

(3)P' 波可 1∶1 下传(图 6-11),此时通常有 P'R<RP',也可不同比例或无规律下传(图 6-12)。

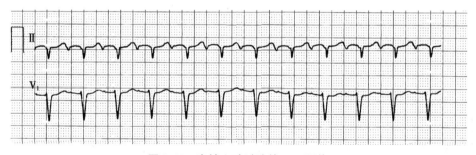

图 6-11　房性心动过速伴 1∶1 下传

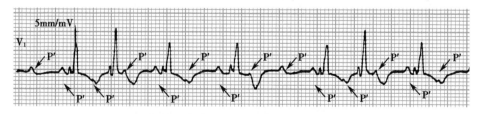

图 6-12　房性心动过速不规则下传(并右束支传导阻滞)

5. 阵发性室上性心动过速（paroxysmal supraventricular tachycardia，PSVT）

（1）临床有突发突止的特点，频率一般在 160～250 次 /min，节律规整，QRS 形态一般与窦性心律时相同（但如伴室内差异性传导时，可呈宽 QRS 波），P′ 波常与 QRS-T 重叠不易分辨（图 6-13）。

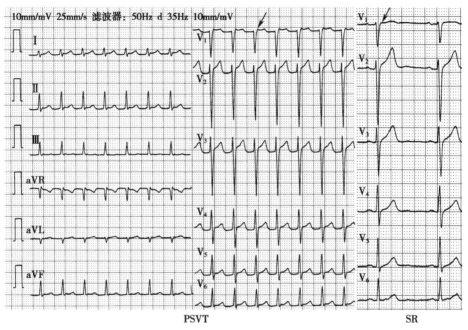

图 6-13　阵发性室上性心动过速
［注意窦性心律（SR）时与心动过速 PSVT 时 V₁ QRS 波群末端的差别］

（2）均为折返性心动过速：包括房室结折返性心动过速（AV nodal reentrant tachycardia，AVNRT），房室折返性心动过速（AV reciprocating tachycardia，AVRT），房内折返性心动过速（intra-atrial reentrant tachycardia，IART），窦房折返性心动过速（sino-atrial reentrant tachycardia，SART）。其中前两者约占 PSVT 的 95%。

（3）AVNRT

1）一般认为其机制为房室结中存在快径（fast pathway，FP）和慢径（slow pathway，SP）两种通路。其中，快径传导速度快、不应期长；慢径传导速度慢、不应期短。有时同一病人可有多条慢径。

2）快径前传 PR 间期短，慢径前传 PR 间期长，Δ PR>40ms。

3）折返可能存在于房室结不同的传导路径之间，心房、心室可不参加，但具体折返环路目前仍不明确。

4）典型 AVNRT 的发生：当房性期前收缩 P′ 下传到房室结时，如果激动刚好落在快径的不应期，则激动不能下传，在快径处产生单向传导阻滞；如激动刚好在慢径的不应期之外，则可经慢径缓慢前传，一方面经希氏-浦肯野系统继续激动心室，表现为长的 P'R 间期；另一方面沿已脱落不应期的快径逆传，重新进入慢径，构成一次折返。如果此折返能够维持，则产生慢-快型房室结折返性心动过速（SF-AVNRT）。心电图逆传 P' 波常落在 QRS 波群尾端，通常 RP'<70ms，于 V_1、aVR 导联可表现为假性 r 波，Ⅱ、Ⅲ、aVF 导联可为假 s 波（图 6-13，图 6-14）。

5）少数 AVNRT 表现为快径前传，慢径逆传（快-慢型，FS-AVNRT）；或一慢径前传，另一慢径逆传（慢-慢型，SS-AVNRT）。

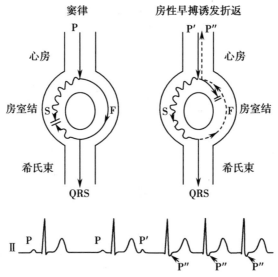

图 6-14　SF-AVNRT 形成示意图

（P'：房性期前收缩；P"：逆传 P 波；S：房室结慢径；F：房室结快径）

（4）AVRT

1）房室旁路（accessory AV pathway，AP）是产生 AVRT 的基础，当 AP 存在前传时，为显性旁路（manifest AP），心电图表现为预激图形（pre-excitation）；AP 只有逆传时为隐匿性旁路（concealed AP）。

2）折返环由房室结、心室、旁路和心房构成。当折返的激动在房室结是前向传导入心室时，QRS 波与无预激时的窦性心律相似，为顺向型房室折返性心动过速（orthodromic atrioventricular reciprocating tachycardia，O-AVRT）。其发生常由一受阻于旁路前传房性期前收缩诱发，此时 P'R 也可适度延长（图 6-15）；也可由经旁路逆传的室性期前收缩诱导产生。反之，为逆向型房室折返性心动过速（antidromic atrioventricular reciprocating tachycardia，A-AVRT），此时 AVN 逆向传导，心室由 AP 的前传激动，QRS 波宽大畸形，需与室性心动过速鉴别。由于房室折返性心动过速时心室、心房是顺序激动的，故一般情况下，逆传 P' 波与 QRS 波之间有一定时间间隔，RP'>110ms。

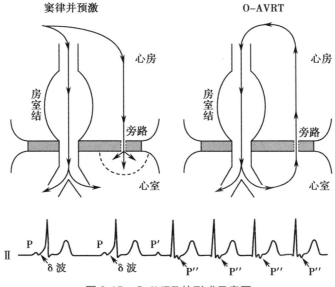

图 6-15　O-AVRT 的形成示意图

（5）室上性心动过速患者多无器质性心脏病，治疗上可通过导管消融术得到根治。

6. 心房扑动（atrial flutter）

（1）P 波消失，代之为规则的"F"波，在 Ⅱ、Ⅲ、aVF 导联呈"锯齿"样，频率常约为 300 次 /min。

（2）"F"波可 2∶1、3∶1、4∶1 或不规则下传。当呈规则的 2∶1 下传时，心室率为 150 次 /min 左右，此时"F"波常重叠在 QRS 波或 T 波之中，易被误诊；因此当一个规则的室上性心动过速频率约 150 次 /min 时，一定要排除心房扑动 2∶1 下传的可能。

（3）典型的心房扑动沿着三尖瓣环逆钟向或顺钟向折返，称三尖瓣峡部依赖性心房扑动（cavotricuspid isthmus-dependent atrial flutter）。顺钟向折返者由于左房的激动首先由 Bachmnann 束导入，由上向下除极，Ⅱ、Ⅲ、aVF 导联"F"波向上，V_1"F"波为负；逆钟向者，左房的激动主要由冠状窦导入，除极由下向上，Ⅱ、Ⅲ、aVF 导联"F"波向下，V_1"F"波为正（图 6-16）。

（4）治疗可通过消融的方式使三尖瓣峡部双向阻滞，从而消除折返环路而临床治愈。

7. 心房颤动（atrial fibrillation）

（1）P 波消失，代之为不规则的"f"波，频率可达 350～600 次 /min（图 6-17）。

（2）心室律绝对不规整，相反当心房颤动出现慢而规整的室律时，提示同时存在完全性房室传导阻滞。

（3）心室率可 >110 次 /min，为快室率心房颤动；也可 <60 次 /min，此时提示过度的心率控制，或伴有房室结病变。

（4）临床上听诊第一心音强弱、节律绝对不等；并有短绌脉，即心室率 > 脉搏率。

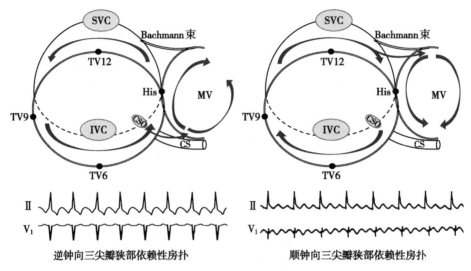

图 6-16　三尖瓣峡部依赖性心房扑动

（SVC：上腔静脉；IVC：下腔静脉；CS：冠状窦；TV6/9/12：三尖瓣环 6/9/12 点；MV：二尖瓣；His：希氏束）

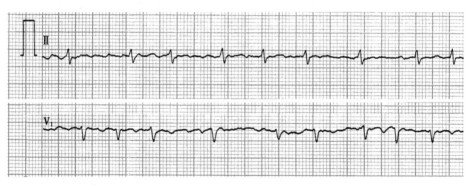

图 6-17　心房颤动

（5）心电图需与心房扑动不规则下传、紊乱房性心律相鉴别，后者 P′ 清晰，但形态多样（≥3 种），P′R 多变且 P′ 波可不规则下传（图 6-18）。

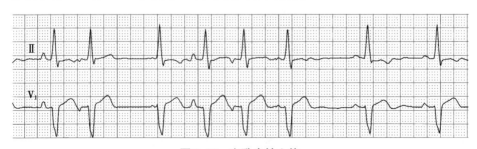

图 6-18　紊乱房性心律

8. 交界性逸搏或逸搏心律(junctional escape beats / rhythm)

（1）房室交界区的自律细胞是心脏的次位起搏点,正常频率40～60次/min。

（2）代偿发生于严重的窦缓、窦性停搏或房室传导阻滞时,单个或成对时为交界性逸搏,3个或以上连续发生时为交界性逸搏心律(图6-19)。

（3）QRS形态与窦性相似。心房可被逆行激动或房室分离。在窦性心动过缓的患者,当交界性逸搏心律的频率与窦性频率相近时,可出现干扰与脱节现象(图6-19)。

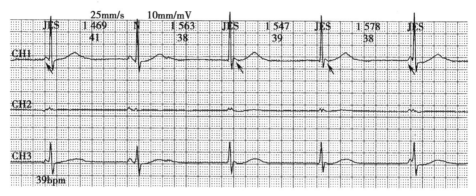

图6-19　干扰性房室脱节

（窦性心动过缓并交界性逸搏心律,箭头所示为交界性逸搏干扰窦性P波的下传）

9. 加速性交界性自主心律(accelerated junctional rhythm)

（1）交界性搏动特征同交界性逸搏。

（2）频率为60～100次/min,高于交界性逸搏频率。

（3）可与窦性心律形成干扰与脱节(图6-20)。

（4）多发生于心肌缺血、洋地黄中毒、电解质紊乱等。

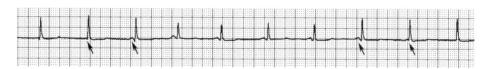

图6-20　加速性交界性自主心律

（为加速性交界性自主心律与窦性心律竞争,第4～7个搏动为窦性下传,箭头所指P波因为干扰未下传）

四、室性心律失常

1. 室性期前收缩(ventricular premature complex, PVC)

（1）提前出现的宽大畸形的QRS-T波群,时限>0.12s,T波与QRS波主波方向一般相反。

（2）其前无相关 P 波，其后偶有逆传 P′ 波。

（3）代偿间期大都完全，偶有逆传 P′ 波可重整窦房结至代偿不完全；也可呈插入性，无代偿间期。

（4）室性期前收缩可单个发生，也可呈二、三联律（图 6-21）。根据 QRS 波的形态、配对间期的差异，可将室性期前收缩分为单源（形态与配对间期都相同）、多形（配对间期相同，形态不一）、多源（配对间期与形态均不同）等。

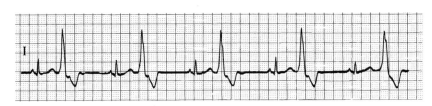

图 6-21　室性期前收缩二联律

（5）室性并行心律：室性心律起源点有保护性传入阻滞，其节律不受周围心肌激动的影响，规律产生。其传出有不完全性阻滞，如果传出时相与其他心室激动（如窦性心律下传）相偶合，则可产生室性融合波。心电图可见异位室性搏动和窦性搏动的配对间期变化不等，但长的两个异位搏动间距是最短的两个异位搏动间距的整数倍，或有最大公约数（图 6-22）。

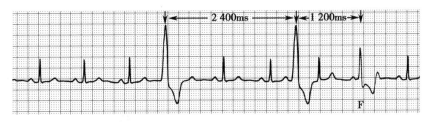

图 6-22　室性并行心律（F：融合波）

（6）R-on-T：期前收缩配对间期短，发生在 T 波升支或顶点附近时段上，易诱发严重的室性心律失常（图 6-23），此时提早指数（RR′/Q-T）多 <0.90。

（7）室性期前收缩定位见"第十七章　室性心律失常的心电图初步定位"。

2. 室性逸搏心律（ventricular escape rhythm）（图 6-24）

（1）连续 3 个或以上的规则室性搏动，频率 30～50 次 /min，为室性起搏细胞的自律频率。

（2）常见于完全性房室传导阻滞或其他心动过缓，阻滞部位较低或伴有房室交界区功能障碍时。

3. 加速性室性心自主律（accelerated ventricular rhythms）（图 6-25）

（1）连续 3 个或以上的室性搏动，频率 60～100 次 /min，高于心室起搏细胞的逸搏频率。

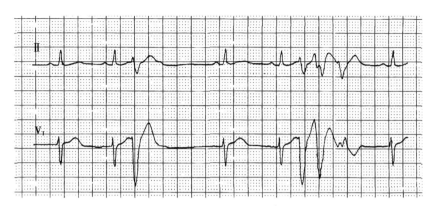

图 6-23 R-on-T 诱发多形性室性心动过速

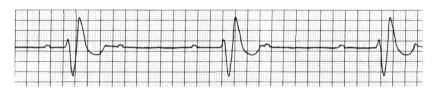

图 6-24 三度房室传导阻滞并室性逸搏心律

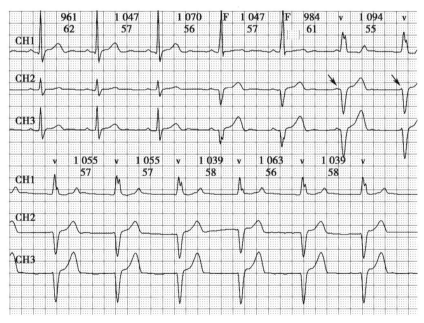

图 6-25 加速性室性自主心律

（为动态心电图三个导联连续记录；F：融合波，箭头提示房室干扰）

（2）在起与止时常有室性融合波。

（3）临床上常见于心肌梗死血管再通时，为"再灌注心律失常"。

4. 室性心动过速（ventricular tachycardia）

（1）连续 3 个或以上的室性搏动，频率 >100 次 /min，多在 140～200 次 /min。

（2）持续时间 >30s 或伴有血流动力学障碍的室性心动过速定义为持续性（sustained VT），相反为非持续性（non-sustained VT）。

（3）按形态分为单形性室性心动过速（monomorphic VT）和多形性室性心动过速（polymorphic VT）。其中后者包括尖端扭转型室性心动过速（torsade-de-pointes，TdP），指宽大畸形的 QRS 波群，其主波以每 3～10 个心搏围绕基线不断扭转方向，每次发作常持续数秒到数十秒而自行终止，但易反复发作或转为心室颤动；常见于长 QT 综合征（图 6-26）。

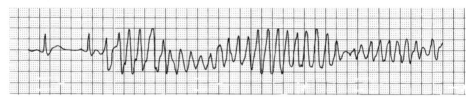

图 6-26　尖端扭转型室性心动过速

（4）室性心动过速时心房的激动可为室上性（表现为房室分离，图 6-27A），或心室激动逆传夺获（有时甚至可表现为 1∶1 室房逆传）。

（5）可见室性融合波或室上性激动心室夺获（图 6-27B）。

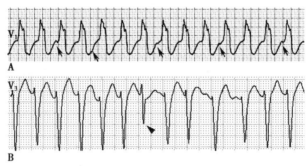

图 6-27　室性心动过速

（A：箭头所示 P 波，房室分离；B：三角所示为窦性夺获）

（6）鉴别上需与室上性心动过速伴差异性传导、经旁路前传的 AVRT 相鉴别，见"第十章　宽 QRS 波心动过速的鉴别"。

（7）室性心动过速既可见于器质性心脏病病人，也可发生在心脏结构正常者。后者为特发性室性心动过速，常起源于流出道或左室分支，消融治疗可根治。

5. 心室扑动 / 颤动(ventricular flutter/fibrillation)

（1）均为严重的致死性心律失常，多在心肌明显受损、缺血或心电紊乱时发生。

（2）心室扑动：无正常 QRS-T 波，代之以相对规则、连续的、快速的、高振幅"正弦曲线"，频率 180～250 次 /min（图 6-28）。心室扑动时心脏无泵血功能，一般不能持久，要么很快恢复，要么转化为心室颤动。

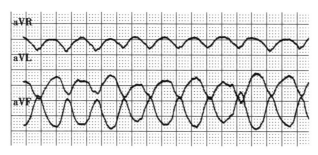

图 6-28　心室扑动

（3）心室颤动：QRS-T 波完全消失，呈现一系列快速的、大小不等、节律不齐的低小波，频率为 200～500 次 /min（图 6-29）。按波幅高低可分为粗颤型（>0.5mV）、细颤型（<0.5mV），前者对电除颤效果较好，预后相对较好。

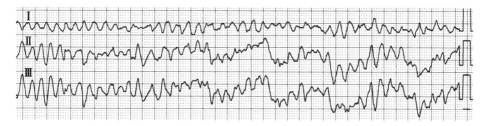

图 6-29　心室颤动

五、激动传导异常

1. 传导途径异常 - 预激综合征

（1）房室异常传导通道：是指除正常房室传导（房室结 - 希氏束）通道外，在房室之间还存在附加的传导束，即所谓的旁路。常见的有 Kent 束、James 和 Mahaim 纤维（图 6-30）。

（2）典型预激综合征：窦性或房性激动通过房室结 - 希蒲系及 Kent 束共传心室，产生同源性室性融合，又称为 Wolff-Parkinson-White（WPW）综合征。

1）心电图：PR 间期缩短，多在 0.08～0.11s；QRS 增宽，初始有 δ 波，约 0.03～0.06s，其方向与旁路的位置有关（详见"第十六章 显性旁路体表心电图定位"）；PJ 间期正常（≤0.27s）。

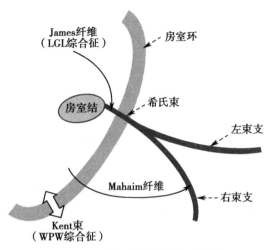

图 6-30　房室附加传导束示意图

2）大部分 Kent 束顺向传导不应期较短，与心房肌相近（≤0.35s），具有"全或无"的传导特性，不出现传导延缓或递减传导，称为快旁路。少部分不应期较长（0.60～3.0s），由类希氏 - 浦肯野系统传导组织构成，可出现 3 相或 4 相传导阻滞或文氏传导，为慢旁路。

3）根据预激的程度及旁路的传导特性，分为显性预激（其中心室的激动全部由旁路下传者为完全性预激）、间歇性预激（图 6-31）和隐匿性旁路（旁路只有逆传，没有顺传，约占 Kent 束的 20%）。

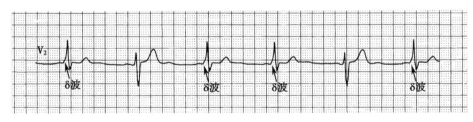

图 6-31　间歇性预激

4）心电图上常将预激分为：① A 型预激，V_1～V_6 导联 δ 波、QRS 主波方向均向上；② B 型预激，V_1、V_2 导联 δ 波、QRS 波主波方向向下，V_5、V_6 方向向上；③ C 型预激，V_1、V_2 导联 δ 波、QRS 波主波方向向上，V_5、V_6 方向向下，旁路位于左心室前或前侧壁。

5）临床上 Kent 束是介导房室折返性心动过速的主要原因（图 6-15）。预激合并心房颤动是临床的一种危险状态，此时心电图 QRS 波宽窄不一，频率快时 QRS 增宽（图 6-32）；当 RR 最短间期≤180ms 或平均 RR 间期≤250ms 时，提示旁路的不应期很短，心室率过快，极易恶化为心室颤动而危及生命。诊治时需密切监护，应用能作用于旁路使其不应期延长的药物,避免应用钙离子拮抗剂、洋地黄及β受体阻滞剂等只作用于房室结的药物,必要时紧急电复律。消融治疗可根治房室旁路。

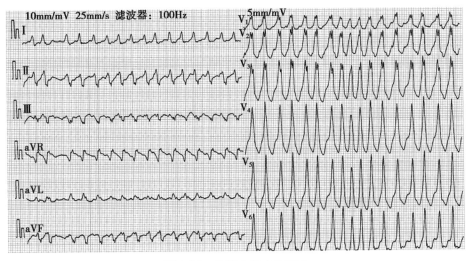

图 6-32　预激合并心房颤动

（3）LGL 综合征

1）由 James 纤维介导,又称房结旁道或房 - 束（希氏束）旁道或短 PR 间期综合征,无房室结生理性 0.05～0.10s 延迟。

2）心电图:PR 间期缩短,常≤0.10s;但无 δ 波（图 6-33）。

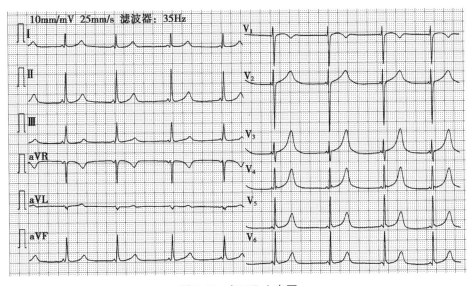

图 6-33　短 PR 心电图

3）心内电图：AH 间期 <0.06s；心房刺激分级递增到 200 次 /min 时，房室仍能 1∶1 传导。

4）James 纤维内可含蒲肯野细胞，具有潜在的自律性，能产生异位冲动。

（4）Mahaim 纤维

1）多位于右心房游离壁，连接右心房与右束支 / 右心室。仅有房室前向传导特性，而无室房逆传。传导速度慢、并有递减传导的特性，可出现文氏现象，但不应期相对较短。

2）静息心电图 PR 间期正常或延长，可伴或不伴 δ 波。

3）当心房刺激频率逐渐增加时，随着 PR 间期的逐渐延长，δ 波也逐渐明显（图 6-34 右），当到达房室结不应期时，激动全部由 Mahaim 纤维下传，此时 QRS 波群呈左束支阻滞图形，I 导联呈 R 型，III 导联呈 rS 型，电轴左偏，胸前导联移行区在 V₄ 之后，并有继发性 ST-T 改变。

4）临床上 Mahaim 纤维介导的心律失常主要为逆向型房室折返性心动过速，此时 QRS 波宽大，需与室性心动过速鉴别（图 6-34 左）。也有部分患者表现为 Mahaim 纤维起源的期前收缩，治疗上首选消融治疗。

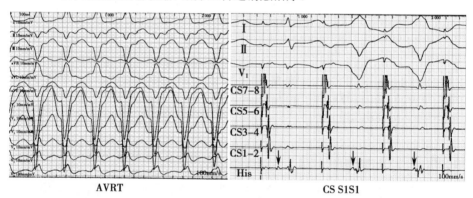

AVRT　　　　　　　　**CS S1S1**

图 6-34　Mahaim 纤维介导的 AVRT

（此患者窦性心律时心电图正常，未见预激波；右图箭头所指为 H 波，可见心房刺激的下传 QRS 波增宽时 HV 变短。AVRT：房室折返性心动过速；CS S1S1：冠状窦 S1S1 刺激）

2. 病理性传导阻滞

（1）传导阻滞的分类

1）按程度：一度、二度（二度 I 型、二度 II 型、高度及几乎完全性）和三度。

2）按部位：窦房、房内、房室和室内。

3）按阻滞与频率之间的相关性：快频率依赖性（3 相）传导阻滞、慢频率依赖性（4 相）传导阻滞和非频率依赖性阻滞（间歇性）。

（2）房室传导阻滞（atrioventricular block，AVB）

1）由房室交界区中某个部位的有效和 / 或相对不应期的异常延长所至，根据程度的不同，可表现为一度、二度、三度（图 6-35）。

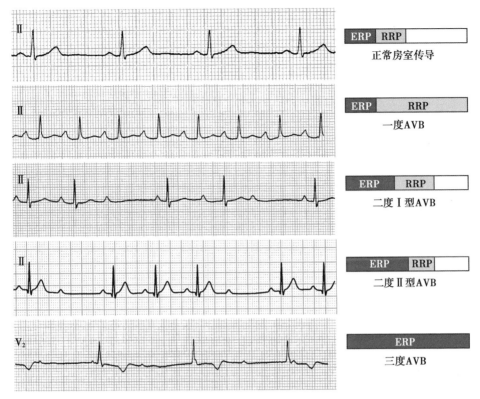

图 6-35 房室传导阻滞的分类与机制
（ERP：有效不应期；RRP：相对不应期；AVB：房室传导阻滞）

2）心电图表现

①一度 AVB：PR 间期延长 >0.20s，无 QRS 波群脱落。

②二度 I 型房室传导阻滞：又称莫氏 I 型（Morbiz I）AVB，P 波规律发生，PR 间期逐渐延长直至 QRS 波群脱漏，脱漏后的房室传导得到一定改善，PR 间期又趋缩短，之后又逐渐延长，周而复始地出现，称为文氏现象（Wenckebach phenomenon）。由于 PR 间期每次延长的绝对增加值多呈递减方式，故在 PR 间期逐渐延长时，RR 间期则逐渐缩短，直至 QRS 脱漏时 RR 间期最长。

③二度 II 型房室传导阻滞：又称莫氏 II 型（Morbiz II）AVB。P 波规律发生，PR 恒定（正常或延长），部分 P 波未下传。

④高度 AVB：连续 2 个或 2 个以上 P 波未下传。

⑤三度 AVB：又称完全性 AVB，P 波全部不能下传，此时常有下位（交界性、室性）逸搏心律。

3）临床上，一度 AVB 可发生在房室交界区的任何层面；二度 I 型 AVB 多为功能性或病变主要位于房室结或希氏束的近端，预后较好；二度 II 型 AVB 者病变大多位于希氏束的远端或束支水平，多属器质性损害，易发展为完全性 AVB，此时逸搏位置较低,频率较慢。

(3) 窦房传导阻滞

1) 由于窦房结的激动在心电图上不能被记录,窦房的传导只能通过心房的激动规律来推断。

2) 一度窦房传导阻滞心房规律产生,心电图不能诊断。

3) 二度Ⅰ型窦房传导阻滞,类似于二度Ⅰ型房室传导阻滞时 RR 间期周期性逐渐缩短直至突然延长,如果 PP 间期出现类似改变,需要考虑二度Ⅰ型窦房传导阻滞。它与窦性心律不齐的鉴别在于,长的 PP 间期彼此相等,相对应的短 PP 间期间也彼此相等。

4) 二度Ⅱ型窦房传导阻滞的特点是长 PP 间期是短 PP 的倍数(图 6-36)。

5) 三度窦房传导阻滞不能与窦性停搏相区别,心电图不能诊断。

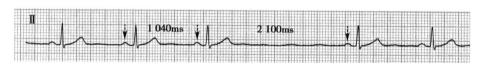

图 6-36　二度Ⅱ型窦房传导阻滞

(4) 束支传导阻滞

1) 右束支传导阻滞(right bundle branch block, RBBB):完全性右束支传导阻滞心电图表现为成人 QRS 波群≥0.12s; V_1 或 V_2 导联呈特征性的 rsR′ 或 M 型;Ⅰ、V_5、V_6 导联 S 波增宽且有切迹,时限≥0.04s; aVR 导联呈 QR 型,R 波增宽有切迹(图 6-37)。当 QRS 波群 <0.12s 且其他形态相似时,为不完全性右束支传导阻滞。RBBB 除可见于各种心脏病(如冠心病)外,也可见于健康人。

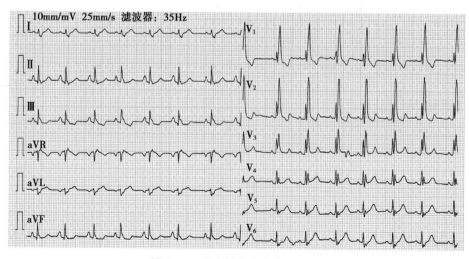

图 6-37　完全性右束支传导阻滞

2）左束支传导阻滞（left bundle branch block，LBBB）：左束支粗而短，多由双侧冠脉分支供血，不易发生传导阻滞，如发生则多为器质性病变所致。完全性 LBBB 心电图表现为：成人 QRS 波群≥0.12s；V_1、V_2 导联 r 波消失呈 QS 波或 r 波极小呈 rS 型；I、V_5、V_6 导联 q 波一般消失，R 波增宽且有切迹；ST-T 方向通常与 QRS 波群方向相反（图 6-38）。如形态相同但 QRS 波群 <0.12s 时称为不完全性 LBBB。

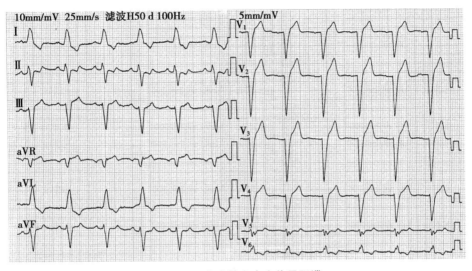

图 6-38 完全性左束支传导阻滞

3. 干扰与脱节 由生理性不应期引起的传导障碍均称为干扰，连续的干扰则称为脱节（图 6-19，图 6-20）。

（王礼春）

第七章 临床常见的危急心电图

一、急性心肌缺血与梗死心电图

急性心肌缺血与梗死的心电图表现均为危急心电图，具体见"第五章 心肌缺血与梗死"章节。但在心肌梗死的超急性期，心电图未出现 ST 段抬高和病理性 Q 波，仅为 T 波高耸，此时容易漏诊，需要引起重视。

如下例，中年男性，既往有高血压病史，傍晚运动时出现胸部不适。急诊检查心肌损伤标记物呈阴性，心电图见图 7-1，由于症状已不明显，也未引起医生注意，返回家中。次日自行测量血压时发现心跳缓慢再次就诊，心电图见图 7-2，已为典型急性下壁心肌梗死的图形。再仔细分析图 7-1，可见下壁Ⅱ、Ⅲ、aVF 导联 T 波高尖，aVL 导联 T 波倒置，为下壁心肌梗死的超急性期。

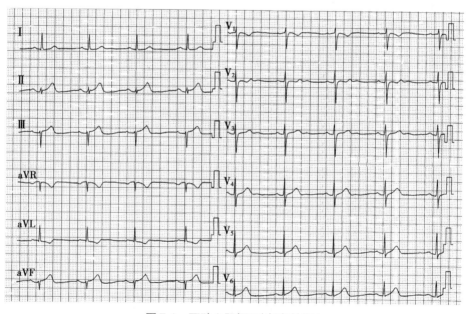

图 7-1　下壁心肌梗死（超急性期）

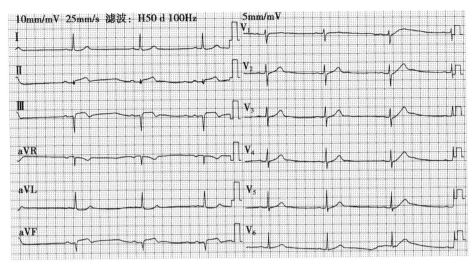

图 7-2　下壁心肌梗死（急性期）

二、严重快速性心律失常

1. 心室扑动、心室颤动　是严重威胁生命的心律失常。心室扑动（图 6-28）、心室颤动（图 6-29）发作时，心室失去泵血功能，患者出现意识丧失、抽搐，需要立即非同步电除颤。

2. 多形性室性心动过速、尖端扭转型室性心动过速（图 6-26）和双向性室性心动过速　尖端扭转型室性心动过速多发生在长 QT 者；双向性室性心动过速是一种较少见的心律失常，发作时，QRS 波群的主波方向出现上、下交替，易心室颤动。常见于洋地黄过量，乌头碱中毒（见"第三篇病例八　乌头碱中毒致双向性室性心动过速"，图 C8-1）及儿茶酚胺敏感性室性心动过速。

3. 室性心动过速　心室率≥150 次 /min，持续时间≥30s 或出现血流动力学障碍。

4. 心房颤动合并预激　特别是平均 RR 间期≤250ms 时，心室率过快，易诱发心室颤动（图 6-32）。

5. 室上性心动过速　心室率≥200 次 /min，容易引起血流动力学的变化，亦应引起重视。

三、严重缓慢性心律失常

1. **窦性停搏**　RR 间期 >4s 或有黑矇、晕厥症状者（图 6-6，图 7-3）。

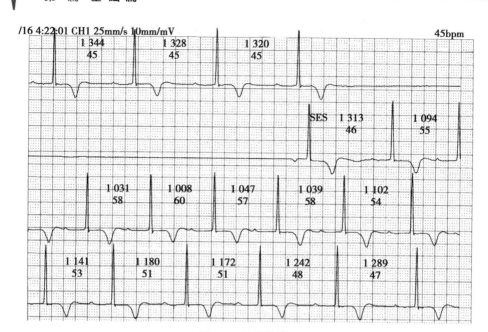

图 7-3 窦性停搏

（窦性停搏 7.2s 后出现房性逸搏，同时患者有一度房室传导阻滞）

2. 二度Ⅱ型窦房传导阻滞 一度窦房阻滞心电图不能诊断，三度窦房阻滞与窦性停搏难以鉴别。临床上可根据 PP 间期的规律诊断二度Ⅰ、Ⅱ型窦房传导阻滞，其中二度Ⅰ型为窦房结电活动文氏传导到心房，二度Ⅱ型长 PP 间期是基础 PP 间期的倍数关系（图 6-36，图 7-4）。

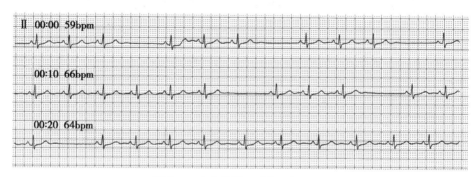

图 7-4 窦房传导阻滞（二度Ⅱ型）

（长 PP 间期相等，是短 PP 间期的两倍）

3. 二度Ⅱ型以上房室传导阻滞，包括二度Ⅱ型、高度、三度房室传导阻滞（图 6-35，图 7-5），当逸搏间期较长、不稳定，或为室性逸搏者，风险更大（图 7-6）。

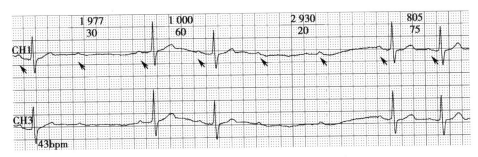

图 7-5 高度房室传导阻滞（长 RR 2.9s）

（箭头为窦性 P 波，可见连续两个 P 波未下传）

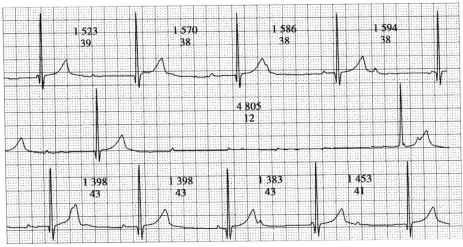

图 7-6 三度房室传导阻滞，交界性逸搏不稳定（最长 RR 间期 4.8s）

四、其他

1. 严重电解质紊乱心电图改变 高钾血症可致 QRS 波增宽，T 波高尖，窦室传导（因心房肌受抑制，窦房结激动沿着结间束直接经房室交界区传入心室，心电图上不出现 P 波，酷似交界性或室性逸搏心律）（图 7-7A）。紧急透析后可见窦性 P 波，心电图恢复窦性心律（图 7-7B）。

2. 疑似急性肺动脉栓塞心电图 急性肺动脉栓塞时，右心负荷增加，其最典型的心电图改变为 $S_IQ_{III}T_{III}$（其中 $S_I \geq 0.15mV$），其他还有右胸导联 T 波倒置，aVR、V_1 导联优势 R 波等。结合患者的临床表现，高度怀疑肺栓塞者，需进一步影像学确诊。

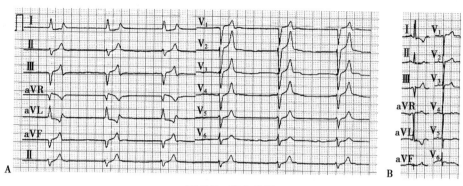

图 7-7 窦室传导

（高钾血症 K^+ 浓度 8.6mmol/L）

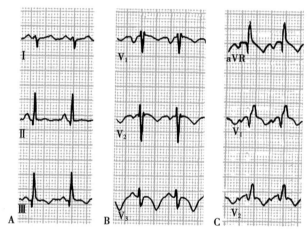

图 7-8 急性肺动脉栓塞的心电图表现

（A: $S_I Q_{III} T_{III}$；B: $V_1 \sim V_3$ T 波倒置；C: aVR、V_1 优势 R 波）

3. QT 间期延长，$QT_C \geqslant 550ms$ 目前一般认为男性 $QT_C \geqslant 450ms$，女性 $QTc \geqslant 460ms$ 称为长 QT。包括先天性和获得性两种，先天性可由钾、钠或钙通道突变引起；获得性延长多见于电解质紊乱（低钾、低钙、低镁等）、心肌缺血、药物作用（部分抗心律失常药物如胺碘酮、蒽环类化疗药和三氧化二砷等）等。QT 间期延长易引发尖端扭转型室性心动过速（图 7-9），而且 QT 间期越长，越易发生，风险越高。

4. R-on-T 型室性期前收缩（图 6-23）。

5. T 波电交替 同源心搏的 T 波形态和 / 或电压，甚至极性呈交替性变化，提示心室复极振荡，易产生恶性心律失常，对心脏性猝死具有强烈的预测价值（图 7-10）。

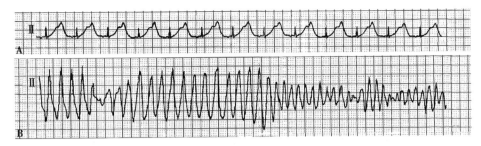

图 7-9 长 QT 引起尖端扭转型室性心动过速
（A：窦性心律时，QTc 590ms；B：自发尖端扭转型室性心动过速）

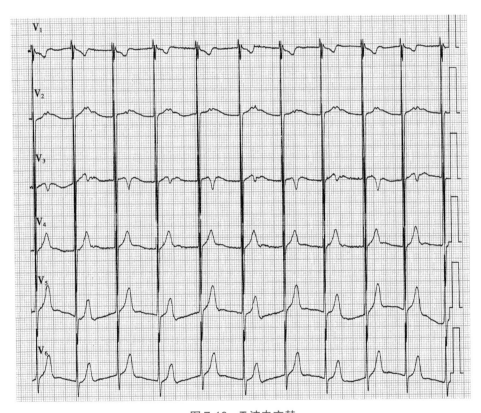

图 7-10 T 波电交替

（陈旭秒）

第二篇
提 高 篇

第八章　常见的心电现象

一、3相/4相传导阻滞

1. 3相传导阻滞

（1）3相传导阻滞指心率在一定范围内电激动传导速度正常，当增快到一定程度时发生传导阻滞的现象，又称快频率依赖性传导阻滞。

（2）3相传导阻滞的发生机制：正常心肌受一次激动后产生一次动作电位。在动作电位的除极和绝大部分复极过程中，心肌先后处于绝对或相对不应期。如果此时有激动传入，刚好处于绝对不应期，则激动无法进一步扩布；如果激动刚好落入相对不应期，则出现递减传导。

（3）3相传导阻滞的分类

1）根据阻滞部位分：3相窦房阻滞、3相房内阻滞、3相房室阻滞和3相束支阻滞。

2）根据阻滞发生部位的动作电位特点分：

①生理性3相传导阻滞：阻滞部位的动作电位时相及不应期正常，出现传导阻滞的原因在于激动过于提前所致，常见的例子有房性期前收缩伴 PR 间期延长或室内差异性传导、房性期前收缩未下传等（图6-9）（图8-1）；②病理性3相传导阻滞：阻滞部位动作电位时程和不应期病理性延长，致使频率较快的激动阻滞在相应的不应期里面所致，多由于缺血、缺氧、药物作用等引起（图8-2）。

2. 4相传导阻滞

（1）4相传导阻滞是在心率减慢、心动周期延长时出现的阻滞现象，故又称慢频率依赖性传导阻滞（图8-3）。绝大多数的4相传导阻滞伴发于器质性心脏病，因此多为病理性。

（2）4相传导阻滞的发生机制：通常认为，激动传导速度的最重要决定因素之一是动作电位的上升速率，而后者又取决于静息膜电位的水平。静息膜电位的水平越高（负值越大），动作电位的上升（0相除极）速率就越大，激动的传导速度就越快。在某些情况下，心肌细胞出现舒张期自动除极（4期自动除极）或其速度加快，随着间期的延长，其膜电位越来越低（负值变小），因而在受刺激产生动作电位时，其除极速率变小，传导速度变慢，心电图表现为慢频率依赖性传导阻滞。

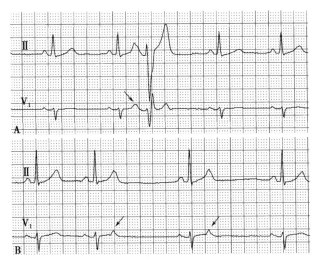

图 8-1　房性期前收缩伴室内差异性传导及未下传
（箭头所示为房性期前收缩的 P′ 波；A：室内差异性传导；B：未下传）

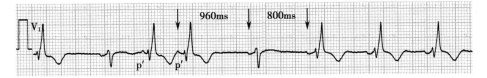

图 8-2　病理性的 3 相传导阻滞
（房性期前收缩代偿间期后 QRS 波正常，房性期前收缩及 75 次 /min 的窦性心律时 QRS 呈 RBBB，提示右束支的不应期不恰当延长）

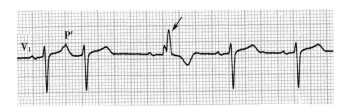

图 8-3　4 相传导阻滞
（房性期前收缩代偿间期 RR 增长，QRS 呈右束支阻滞）

二、蝉联现象

1. 蝉联现象的概念　1972 年，Rosenbaum 首次命名蝉联现象。他认为左右束支之间可以发生连续的跨室间隔的隐匿性传导，并引起一侧束支连续多次心搏或持续的功能性阻滞。随着认识的深化，目前认为只要存在两条传导通路时都可以发生蝉联现象。

2. 蝉联现象易发生部位 左右束支之间，预激旁路与正常房室传导通路之间，房室结快慢径之间等。

3. 蝉联现象发生的机制 激动前传的时候，存在两条传导通路。在某些条件下，其中一条通路处于不应期，激动无法通过该通路前传，仅通过另一条通路前传；或两条径路传导速度差别较大（两条径路完成传导的时间差一般>40ms）；结果一条通路在前传的同时，可向另一条通路逆向产生隐匿性传导，使得该条通路在下一次激动到达时仍处于逆向隐匿性传导后的不应期，连续出现功能性阻滞。

4. 左右束支间的蝉联现象 室上性激动下传时，遇到一侧束支不应期（常为右束支），只沿另一束支（常为左束支）下传，并经室间隔隐匿性传导至对侧（右束支）产生激动后不应期，使下一次的室上性激动再次落入该侧束支（右束支）的不应期，而发生连续的功能性阻滞。心电图上表现为连续3次以上的快速、宽大、畸形的QRS波。根据阻滞部位不同，可以表现为左束支（图8-4）、右束支、交替性双束支阻滞现象。

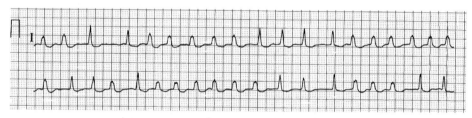

图8-4 心房颤动伴三相左束支传导阻滞蝉联现象

5. 预激综合征的蝉联现象

（1）正常房室传导系统下传型：旁路的传导速度快，不应期长，房室结传导速度慢，不应期短。一个提前出现的期前收缩激动往往落入旁路的不应期，而沿房室结下传，当激动下传至心室，又可向旁路逆向产生隐匿性传导，形成旁路持续的功能性阻滞，此时心电图无预激表现。

（2）旁路下传型：房室结不应期长于旁路不应期，激动可沿旁路下传，又可向正常房室传导系统产生逆向隐匿性传导，形成持续的房室传导系统功能性阻滞，此时心电图表现出最大预激。

6. 房室结双径间的蝉联现象 房室结内存在快慢两条传导速度和不应期均不相同的径路。快径路传导速度快，不应期长；慢径路传导速度慢，不应期短。当室上性激动到达房室结，快径路处于不应期，激动在快径受阻，沿慢径缓慢下传，并向快径产生隐匿性逆向传导，形成持续的功能性阻滞，心电图表现为类似一度AVB的长PR间期（经慢径前传，图8-5）。

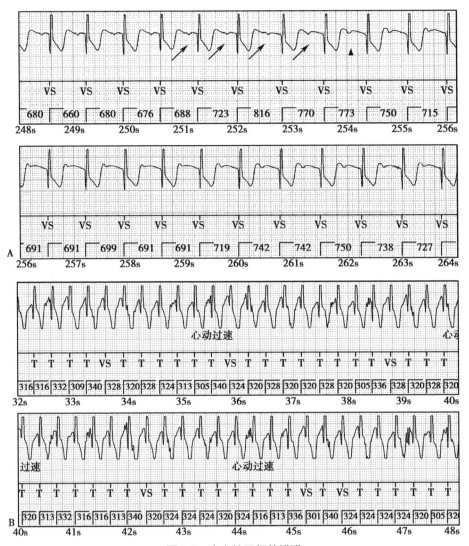

图 8-5 房室结双径并蝉联

[为长程心电记录仪的模拟导联连续片段图；A：窦性激动先沿快径下传，后 PR 逐渐延长，出现文氏阻滞（箭头所示），变为经慢径下传（三角形所示），向快径发生隐匿性传导产生蝉联，出现连续性的慢径前传；B：同一患者慢快型房室结折返性心动过速发作时心电记录图]

三、钩拢现象(accrochage phenomenon)

1. 钩拢现象的概念 指心脏存在两个节律点时，暂时的副节律点对主节律

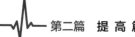
点具有正性变时的现象。此时，主节律点的频率增快，甚至主、副节律点频率可接近或同步化，出现等频心律或等频脱节。

2. 钩拢现象的常见类型

（1）二度或三度房室传导阻滞时的钩拢现象：也称为室相性窦性心律不齐（图 6-5，图 8-6）。心电图表现为包含 QRS 波的两窦性 PP 间期 ＜ 不含室性 QRS 波的两窦性 PP 间期。

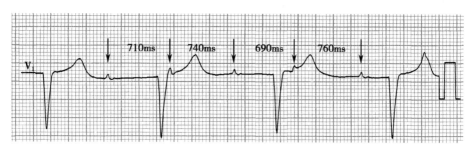

图 8-6　三度房室传导阻滞并钩拢现象

（2）室性期前收缩的钩拢现象：绝大多数的室性期前收缩在房室结出现隐匿性逆传，窦性 P 波下传受阻，室性激动也不逆传心房。在此房室分离的情况下，有时室性期前收缩可使其后的"窦性 P 波"提前出现，具有正性频率作用（图 8-7）。

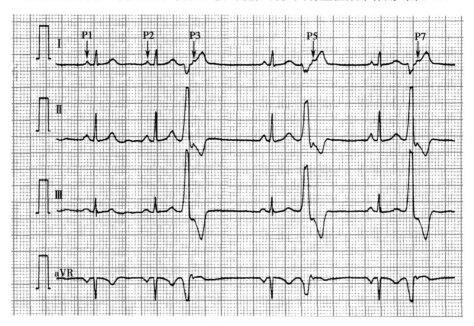

图 8-7　室性期前收缩并钩拢现象

（P3、P5、P7 在 II 导联直立，为窦性，在室性期前收缩后发生，可见 P1～P2 的间期明显长于 P2～P3 的间期）

（3）加速性交界性自主节律时的钩拢现象：多表现为在加速性交界性自主心律后，窦性心律增加，达到与交界性心律相似的频率，常表现为等频脱节（图8-8）。

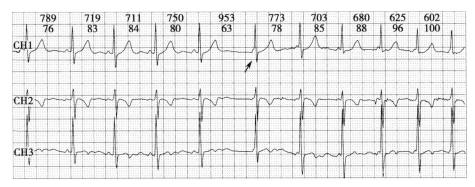

图8-8　加速性交界性自主心律并钩拢现象

[前5个心搏为窦性节律，平均心率约为80次/min，第6个心搏（箭头所指）窦率减慢后开始出现加速性交界性自主节律，其后窦性心律提高到交界性心律相似的频率水平，平均89次/min，出现等频干扰]

3. 钩拢现象的发生机制　钩拢现象的出现，其具体机制目前尚不完全清楚。可能由不同心律下心腔不一致的收缩与舒张，使心脏血管内压力发生变化并通过快速的神经调节所致。另外，窦房结动脉搏动的压力、频率改变可使得窦房结内胶原纤维网受到牵拉，直接影响窦房结内自律细胞的放电频率。

四、韦金斯基现象（Wedensky phenomenon）

1. 韦金斯基现象是指在传导阻滞的情况下，另一个节律点的激动可使传导阻滞得到改善的现象。

2. 韦金斯基现象的出现条件

（1）传导阻滞：心脏传导系统中存在传导阻滞。可以是窦房、房室结、束支、希氏-浦肯野系统中的任意一处。

（2）触发性激动：在主节律之外存在触发激动。该激动可起源于阻滞部位的近端或远端，可以是期前收缩或者逸搏。触发激动的传导可进入阻滞区域，引起一次隐匿性传导。

（3）传导改善：触发性激动发生后，原阻滞部位出现传导改善或者阻滞消失。

3. 韦金斯基现象的分类

（1）促进上游传导改善型（韦金斯基易化作用，Wedensky facilitation）触发激动位于传导阻滞区的下游。其激动可逆行使阻滞区传导改善，使上游的激动传导易化，意外下传（图8-9）。

（2）促进同侧传导改善型（韦金斯基效应，Wedensky effect）触发激动与易化

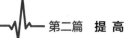
传导的激动位于传导阻滞区的同侧。触发激动（如交界性期前收缩）可以使得传导阻滞区（如三度房室传导阻滞）同侧的激动（如窦性 P 波）传导易化，意外传导。

（3）混合效应：上述两种效应组合发生。

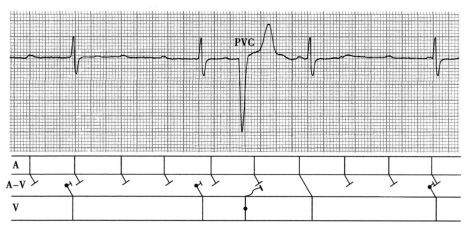

图 8-9　韦金斯基易化作用

（PVC：室性期前收缩；A：心房；A-V：心房 - 心室；V：心室）

4. 韦金斯基现象的发生机制　关于韦金斯基现象的发生机制，学者们提出了不同的学说，如超常传导学说、不应期回剥学说、4 相阻滞学说等。现在多主张应用不应期回剥和 4 相阻滞两种学说解释。不应期回剥学说认为，在传导阻滞存在的情况下，一次触发性激动可以使得该阻滞部位的不应期缩短（不应期回剥），而之后的激动因为恰好避开了不应期而可以下传。4 相阻滞学说认为伴有慢心率的传导阻滞多为 4 相阻滞。当触发性激动使得心率短时间变快，4 相阻滞消失，之后的激动因传导改善而下传。

（王　星）

第九章 窄 QRS 波心动过速的鉴别

一、窄 QRS 波心动过速的概述

1. 窄 QRS 波心动过速（narrow QRS complex tachycardia）是指 QRS 时限 <120ms，心室率超过 100 次 /min 的心动过速。

2. 窄 QRS 波心动过速的类型

（1）窄 QRS 波心动过速按心动过速的性质来分：95% 为室上性心动过速，5% 为起源于分支的室性心动过速。

（2）室上性心动过速，广义上讲，包含起源于希氏 - 浦肯野系统以上的所有心动过速，不论其产生机制是由于自律性增高、折返还是触发活动，包括：

1）窦性心动过速。

2）窦房折返性心动过速：折返环位于窦房结及其周围心房组织。

3）房性心动过速：包括房内折返性心动过速、自律性增高的房性心动过速、紊乱的房性心动过速。

4）心房扑动：可固定比例或不规则下传。

5）心房颤动：心室律绝对不整。

6）阵发性室上性心动过速：房室结折返性心动过速（AVNRT）、房室结顺传的房室折返性心动过速（O-AVRT）。

3. 由于临床上心房颤动、心房扑动、不规则下传的房性心动过速往往能从心电图上发现房性心律失常的证据，而窦房折返性心动过速发生率低，临床上很难证实，性质上等同于高位右房的房性心动过速；因此临床上经典的窄 QRS 波心动过速的鉴别是指 AVNRT、O-AVRT 及规整的房性心动过速之间的鉴别，偶需与窦性心动过速、2∶1 下传的心房扑动及分支性室性心动过速相区分。

二、规整的窄 QRS 波心动过速的心电生理特征

1. **窦性心动过速**　由自律性增高所致，故发作时心率逐渐增加，即所谓的"温醒（warm up）"现象；终止时也是频率逐渐降低，即"冷却（cool down）"现象。

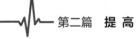

超速刺激时可抑制心动过速,停止刺激时心动过速即恢复。

2. 规整的房性心动过速

(1)自律性增高的房性心动过速:与窦性心动过速类似,有"温醒"与"冷却"现象;超速刺激可抑制,但一般不能终止心动过速。

(2)房内折返性的房性心动过速:心动过速突发突止;超速刺激可诱发或终止心动过速。

3. 心房扑动 2∶1 下传 心室率一般在 150 次/min 左右,由于"F"波重叠在 QRS 波或 T 波之中,需仔细分辨。

4. 房室结折返性心动过速 包括常见的慢 - 快型房室结折返性心动过速(SF-AVNRT),还有少见的快 - 慢型、慢 - 慢型房室结折返性心动过速(FS-AVNRT、SS-AVNRT)。心动过速的发作机制详见"第六章 心律失常"。心动过速为突发突止,可由一个期前收缩或电刺激诱发或终止(图 6-14)。

5. 房室结顺传的房室折返性心动过速 折返环由心房、房室结、心室、旁路组成;激动在房室结前传,旁路逆传。心动过速的发作过程详见"第六章 心律失常"。与 AVNRT 一样,也可被一个期前收缩或电刺激突然诱发或终止(图 6-15)。

6. 分支性室性心动过速 QRS 波可小于 120ms,尤其是高位间隔型分支性室性心动过速,其 QRS 波形态与窦性下传者相近,一般对维拉帕米敏感,详见"第十七章 室性心律失常的心电图初步定位"。

三、窄 QRS 波心动过速的鉴别要点

1. 病史 关注有无突发突止,心动过速持续时间,最初的发作年龄,既往终止的方法,以及发作时的症状。如心动过速发作呈突发突止,多提示为阵发性室上性心动过速;如既往应用普罗帕酮无效,而对维拉帕米敏感者高度提示为分支性室性心动过速。

2. 参考窦性心律时的心电图,如有预激图型存在,则有利于房室折返性心动过速的诊断。

3. 心动过速时寻找 P 波,明确 P 波与 QRS(R)波的关系及 P 波的形态。

(1)心动过速时,尽量寻找 P 波,但 P 波有时与 QRS 波或 T 波重叠,不易分辨,可通过下列方法增加 P 波的可辩性。

1)比较窦性时的心电图,观察 QRS 波或 T 波是否有切迹等细微变化。

2)采用食道电极或 Lewis 导联记录(见"第二章 心电图操作注意事项及技巧")。

3)可通过按摩颈动脉窦等兴奋迷走神经的方法减慢心率,便于发现 P 波。

(2)P 波与 QRS 波的比率

1）P波多于QRS波时，则心房激动部分未下传，对于规整的窄QRS波心动过速来说，需考虑房性心动过速、心房扑动规则下传。

2）P波少于QRS波时，考虑室性心动过速。

3）P波等于QRS波时，房性心动过速、AVNRT、O-AVRT均可产生。

4）如果体表心电图分辨不出P波，多为SF-AVNRT，此时P波多重叠在QRS波中。

（3）P波的形态

1）P_{II}直立，P_{aVR}倒置：说明心房是由上向下除极，考虑房性心动过速。

2）P_{II}倒置，P_{aVR}直立，即所谓的"逆P"：见于心房下部的房性心动过速、AVNRT及AVRT。

（4）PR与RP的关系

1）RP<PR：即所谓"短RP"性心动过速，可见于SF-AVNRT、SS-AVNRT、O-AVRT及房性心动过速。其中RP<70ms则可排除O-AVRT，因为O-AVRT时，心房是在心室后顺序除极的，RP较长，一般大于110ms；此时多为SF-AVNRT，体表心电图V_1、aVR可见假性r'波，II、III、aVF可见假性s波（图6-13）；偶可为房性心动过速伴长PR间期，房性心动过速规律的P波刚好与上一P波下传的QRS波接近。

2）RP>PR：即所谓"长RP"性心动过速，见于FS-AVNRT、房性心动过速。

4. 捕捉心动过速心电图中的特殊征象　如QRS波电交替常出现在房室折返性心动过速。如心动过速时，QRS波因差异性传导而宽窄变换，如果宽QRS波时的RR间期大于窄QRS波时的RR间期35ms以上，则为阻滞侧游离壁旁路介导的房室折返性心动过速（Coumel定律）。

5. 物理与药物的辅助鉴别方法

（1）兴奋迷走神经的方法（如Valsalva动作、压迫眼球、颈动脉窦按摩等）能使心动过速终止者多提示为阵发性室上性心动过速，不终止者也可能由于心率的减慢而易于发现P波。

（2）腺苷静注可终止者，一般也提示为阵发性室上性心动过速；偶可使房性心动过速终止，但更多的是使房室结下传出现短暂阻滞而更清楚地暴露出房性心动过速。

（3）如果放置了食道电极，除记录心房激动确定RP外，还可进行电刺激，如能终止与诱发，多提示阵发性室上性心动过速，并可根据其他的电生理特征进一步确定诊断为房室结折返性心动过速还是房室折返性心动过速。

四、窄QRS波心动过速的体表心电图鉴别流程

窄QRS波心动过速的体表心电图鉴别流程如图9-1。

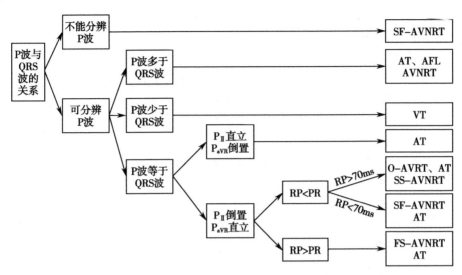

图 9-1 窄 QRS 波心动过速的鉴别流程

（SF-AVNRT：慢 - 快型房室结折返性心动过速；SS-AVNRT：慢 - 慢型房室结折返性心动过速；FS-AVNRT：快 - 慢型房室结折返性心动过速；AT：房性心动过速；AFL：心房扑动；VT：室性心动过速；O-AVRT：房室结顺传型房室折返性心动过速）

（王月刚）

第十章 宽 QRS 波心动过速的鉴别

一、宽 QRS 波心动过速的概述

1. 宽 QRS 波心动过速（wide QRS complex tachycardia，WCT）是指 QRS 宽度 ≥120ms，频率 >100 次/min 的心动过速，是临床常见的急症鉴别之一。患者的症状与其基础的心功能状态和心动过速的频率、类型有关，差异较大；在处理上要综合考虑患者的临床表现、WCT 的类型与产生机制。

2. 宽 QRS 波心动过速的常见类型

（1）室性心动过速（ventricular tachycardia，VT）：约占 80%。

（2）室上性心动过速（supraventricular tachycardia，SVT）：约占 15%～20%，此时患者伴有功能性或固定性束支、分支传导阻滞，旁路前传等情况。其中 SVT 包括窦性心动过速、房性心动过速、心房扑动、心房颤动、房室结折返性和房室折返性心动过速等。

（3）其他：如心室起搏心律或起搏器介导的心动过速等。

3. WCT 的鉴别主要在于区分 VT 与 SVT 伴室内传导阻滞；而 SVT 伴旁路前传者，心室的最早激动部位为预激旁路心室侧出口，类似于此处起源的室性心动过速图形，除非有既往的预激心电图，否则单从心电图上与 VT 几乎无法鉴别。

二、VT 与 SVT 伴室内传导阻滞的鉴别要点

VT 与 SVT 伴室内传导阻滞的鉴别是个"古老而新颖"的话题。诸多学者先后创建了多种不同的鉴别标准，其中临床应用较广的有 Brugada（1991 年）和 Vereckei（2007 年）先后提出的二个"四步法"和"完速积分法"等。但遗憾的是，这些方法没有一个能做到 100% 准确，而且它们只对心电图进行判断；而在临床中我们既有"图"又有"病人"，如何快速、准确地判断，并作出安全有效的治疗方案，仍然是一个很重要的临床问题。

1. 切忌就图论图，需结合临床，注重病史和体格检查

（1）病史上：心肌梗死后、心肌病或心衰患者提示 VT 可能性大；而无结构性心脏病的年轻患者，SVT 可能性大。

（2）血流动力学：VT 比 SVT 更容易导致血流动力学不稳定，但是血流动力学的稳定性不能区分 VT 和 SVT。相当部分 VT 和大多数 SVT 血流动力学都是稳定的。血流动力学不稳定时，可不依赖 WCT 的鉴别，均需快速电复律。

（3）注意提示房室分离的体征：如颈静脉搏动出现不规则性剧烈增强，第一心音强弱不等，或与呼吸无关的收缩压的不断变化。

（4）观察迷走兴奋时的反应：Valsalva 动作，按压颈动脉窦可以终止的心动过速，强烈提示为 SVT，但需注意排除特发性室性心动过速。即使不能终止，这些方法有时可减慢心室率从而暴露心房波，有利于观察房室关系。

（5）采用特殊记录方式，增加 P 波的可识性：常用的有 Lewis 导联或食道电极记录（见"第二章 心电图操作注意事项及技巧"，图 2-9)（图 10-1）。

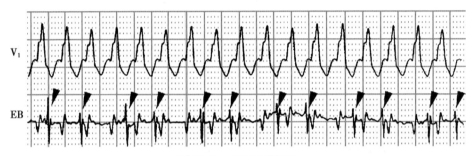

图 10-1　食道导联记录

（食道导联记录到明显 P 波，室房呈 3∶2 逆行传导，证实为室性心动过速）

2. 明辨图形，分步进行心电图鉴别

在这里我们采取三步的方法，与相亲找对象的过程有些相似，称为"相亲"三步法。

（1）初印象：QRS 波长相"越胖、越丑、越不顺眼"的，VT 的可能性越大。

1）QRS 波形态跟预期 RBBB 或 LBBB 形态差别越大的，越有可能是室性心动过速。

2）类 RBBB 形态，而 QRS＞140ms；或类 LBBB 形态，而 QRS＞160ms，一般提示为 VT。

3）注意"走眼"的时候，如特发性 VT（图 10-2），其 QRS 时限一般为 120～140ms。

（2）再认识（金标准）

1）鉴别 WCT 中 VT 的金标准是房室分离、室上性夺获及室性融合波（图 6-27）。

2）房室分离诊断 VT 的特异性几乎是 100%，但是敏感性很低，只有 20%～50%。

3）室上性夺获及室性融合波其实是房室分离的间接证据。室上性夺获是心室暂时由室上性下传的激动控制，此时 QRS 波常提前，而室性融合波则心室由室性异位激动和室上性下传的激动共同除极,产生形态、宽窄介于室上性和室性之间的波形(图10-3)。

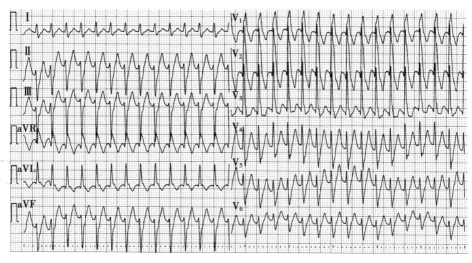

图10-2 左后分支特发性室性心动过速

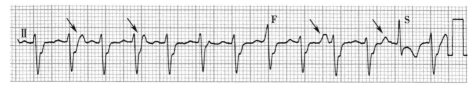

图10-3 房室分离、窦性夺获、室性融合波

(箭头处提示为明显的心房波,可见房室之间无固定关系,F:室性融合波,S:窦性夺获)

4)识别房室分离类似于"找茬",要仔细辨认异样的 QRS 波和 T 波,因为频率快,P 波经常埋藏于 QRS 波和 T 波中。

(3)细了解

1)额面电轴:正常心室除极由右上至左下,额面电轴为 0°~90°,指向东南象限。如电轴指向西北象限,即 -90°~-180°(可通过目测 I、aVF 导联均为负向主波粗判),说明心室除极与正常心室除极背道而驰,称为无人区电轴;其对诊断 VT 的特异性很高,有资料显示为 100%,但灵敏性只有 10%(图10-4)。

2)胸前导联 QRS 波同向性

①正向同向性:指胸前导联 QRS 波均为 R 波,说明心室是由左室后侧基底部开始除极的,大部分为 VT;但除此之外,SVT 合并左侧旁路的预激也可以出现;②负向同向性:指胸前导联 QRS 波均为 QS 型,说明心室是由左室前壁开始除极的,只有 VT 有此可能,几乎 100% 为 VT(图10-5)。

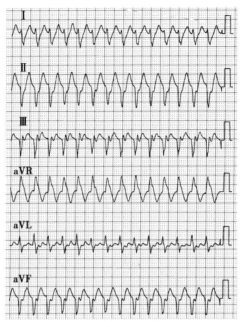

图 10-4 室性心动过速 - 无人区电轴

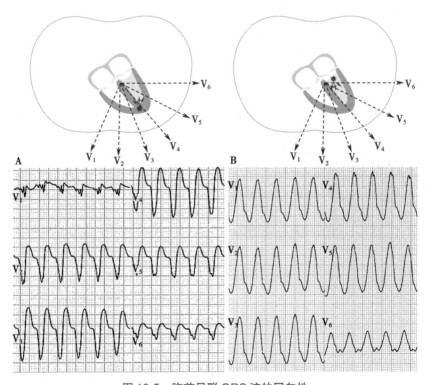

图 10-5 胸前导联 QRS 波的同向性

3）QRS波的形态：胸前导联 V_1 与 V_6 形态特点有助于鉴别SVT与VT（图10-6）。

		V_1	V_6
类右束支传导阻滞	倾向VT	单向或双向波[R，qR，Rs，Rr'or宽R（>40ms）]	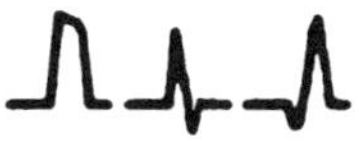 R/S<1，QS or QR 或单向R波
	倾向SVT	三相QRS（rSR'，rsR'，M形态）	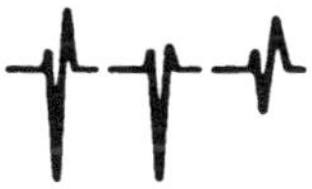 三相QRS（qRS），R/S>1 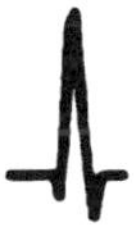
类左束支传导阻滞	倾向VT	起始r波≥40ms；QRS波起始至s波的最低点（RS时间）≥70ms；S波的下降支存在切迹	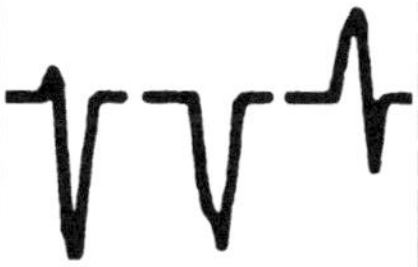 QR波（QR，QS） 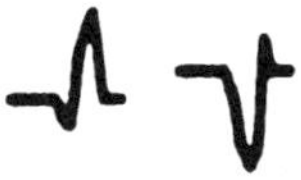
	倾向SVT	QS，rS起始r波<40ms；快速、光滑的s波下降支；RS时间<70ms	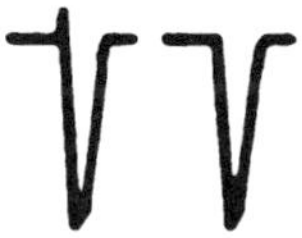 起始q波消失，形成"RR"或单形R波 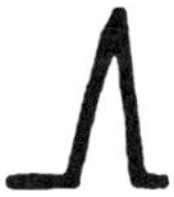
正常传导 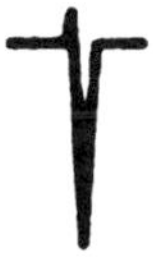 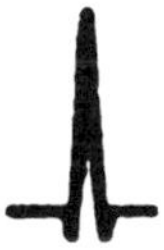			

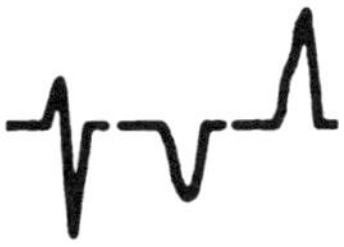

图 10-6　QRS波形态在WCT鉴别中的特点

4）RR间期的规则性

RR间期绝对规则：相差<10ms，室上性心动过速；

RR间期相对规则：相差<40ms，室性心动过速；

RR间期绝对不等：心房颤动伴预激综合征（图6-32，图10-7）。

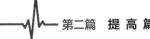

图 10-7 心房颤动合并 A 型 WPW 综合征

三、常用的 VT 与 SVT 伴室内传导阻滞鉴别流程

1. Brugada 鉴别流程(1991)(图 10-8)

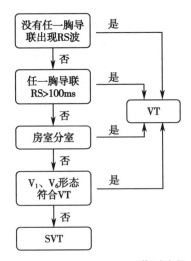

图 10-8 Brugada WCT 鉴别流程
(其中 RS 时间是指 R 波起点到 S 波最低点的时间)

2. Vereckei 单 aVR 导联鉴别流程（2007）

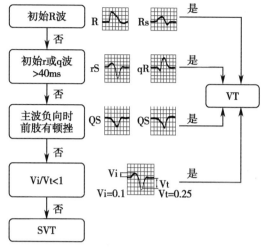

图 10-9　Vereckei 单 aVR 鉴别流程
（其中 Vi、Vt 分别是 QRS 波开始、结束 40ms 时的振幅）

3. 心电图标准及鉴别流程的中心思想

（1）VT 从心室激动点发出冲动后，通过普通心肌间的传导，激动整个心室，激动相对缓慢，QRS 波时间延长，这也是 Brugada 第 2 条标准任何 RS>100ms 的中心思想。

（2）SVT 激动时，其初始激动是通过正常的希 - 蒲系统，传导是快的，但是中期至后期传导相对慢；但 VT 激动时，初始激动是通过普通心肌之间的传导实现的，其传导慢于后期激动，这是 V_i/V_t 的思想（图 10-9）。

（3）室上性激动时，心室的激动从中间室间隔开始，因而胸前导联在不同导联正向和负向波各占优势；而室性激动有可能来自面向或背离胸前导联的心室某一游离部分，产生胸前导联极性的一致性，强烈提示 VT。

（4）SVT 伴室内传导阻滞时，初始快速室间隔除极不论是从左到右（RBBB 时）还是或右向左（LBBB 时），心室除极均是从上至下，因此 aVR 导联不会出现 R 波或 RS 波，QRS 电轴不会指向西北象限。

四、WCT 的急诊处理原则

WCT 的急诊处理要根据患者的血流动力学情况确定。

血流动力学不稳定者，要强调治疗的有效性，此时不论 WCT 是室上性还是室性的，应及时行同步电复律。

血流动力学稳定者，治疗强调措施的安全性，对于临床和心电图能鉴别出的

WCT，根据其不同机制进行处理。但是一部分不能在短时间内做出判断的，按VT 处理，可以选用 VT 和 SVT 均适用的胺碘酮或普罗帕酮（无器质性心脏病时可用），并且禁用洋地黄，维拉帕米和地尔硫䓬。

（陈旭秒　庄晓东）

第十一章 急性心肌梗死的心电图鉴别

急性心肌梗死根据心电图 ST 段是否抬高分为 ST 段抬高型心肌梗死（STEMI）与非 ST 段抬高型心肌梗死（NSTEMI），是内科急危症之一，因而诊断与鉴别诊断十分重要。

一、胸痛并心电图异常的常见鉴别诊断

1. 急性心肌梗死与急性肺动脉栓塞

（1）相同点：两者均有胸痛及心电图改变，心肌损伤标志物都可为阳性。特别是急性肺栓塞患者心电图表现为右胸导联（V_1、V_2）R 波增高（有时酷似 ST 段抬高）及 T 波倒置时，（图 7-8）易与急性前间壁心肌梗死相混淆；下壁导联出现 Q 波且 T 波改变时，易误诊为急性下壁心肌梗死。

（2）鉴别点

1）症状：除胸痛外，急性肺栓塞者多伴有呼吸困难、咯血。生命体征多有低血压、低氧血症。而局限的前壁、下壁，尤其是前间壁心肌梗死很少能引起这些症状与体征，除非患者既往有心功能不全。

2）心电图：急性肺动脉栓塞的心电图可表现为 $S_1Q_{III}T_{III}$（其中 $S_1>0.15mV$），右胸导联 T 波倒置，aVR、V_1 导联优势 R 波等改变（图 7-8，图 11-1，图 C5-1，图 C5-3），并也随疾病严重程度的变化而演变；但缺乏典型心肌梗死心电图的演变规律。此外，T 波倒置同时出现在 V_1 与 III 导联仅见于 1% 的急性冠脉综合征和 88% 的急性肺动脉栓塞者，阳性预测价值为 97%。

3）D- 二聚体（D-dimer）升高更支持急性肺栓塞，肺血管 CT 或肺血管造影可确诊。

2. 急性心肌梗死与急性心包心肌炎

（1）相同点：两者均有胸痛、心电图改变及心肌损伤标志物的升高。

（2）鉴别点

1）症状：部分心包心肌炎患者可能有发热、呼吸道感染等前驱症状。体格检查有时可听到心包摩擦音。

2）心电图：急性心包心肌炎心电图表现如图 11-2 所示。①ST 段抬高，发生在除 aVR、V_1 导联之外的广泛导联，多呈弓背向"下"型，数天或 1 周左右可恢复

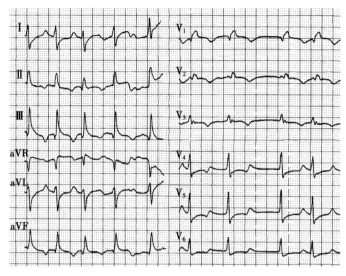

图 11-1 急性肺栓塞

（$S_I Q_{III} T_{III}$；V_1、V_2 R 波增高，呈右束支传导阻滞；V_1～V_3 导联 T 波倒置）

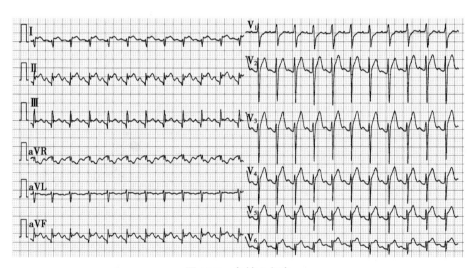

图 11-2 急性心包炎

（窦性心动过速，除 aVR、V_1 导联外所有导联 ST 段弓背向下抬高，PR 段压低，aVR 导联 PR 段升高）

正常，有时也伴有 T 波倒置；② PR 段改变，aVR、V_1 导联 PR 段可抬高，同时其他导联 PR 段可压低；③当出现心包积液时可有 QRS 波低电压及电交替现象。急性心肌梗死者 ST 抬高多呈弓背向"上"型，并且局限在损伤区域相应导联，同时可在对侧导联出现"镜影"样 ST 段压低。在左主干或前降支近段出现病变时，可出现 aVR、V$_1$ 导联与其他导联相反的 ST 改变，但此时 aVR、V$_1$ 导联 ST 段多表现为抬高，其他导联多呈压低，提示不完全闭塞。如果为完全闭塞，心电图可出现类似心包心肌炎样广泛导联的改变，但此时病情凶险，症状严重，预后多不良。

3. 主动脉夹层合并心肌梗死　主动脉夹层是主动脉内膜层撕裂，血液从内膜撕裂口进入动脉壁，形成真假两个腔，是临床重要的主动脉急症之一，死亡率非常高。典型的症状是剧烈胸痛，呈撕裂样，胸痛程度不能忍受，伴有濒死感。前胸痛一般提示夹层累及到升主动脉或主动脉弓；肩胛间撕裂痛提示夹层可能累及到降主动脉。当夹层撕裂到肾动脉时可引起血肌酐升高，甚至急性肾功能不全；当撕裂到冠脉开口时，可引起急性心肌梗死，出现相应的心电图及心肌损伤标志物的改变，此时尤其需与单纯急性心肌梗死相鉴别。患者长期高血压控制不达标，双侧肢体血压相差超过 20mmHg，舒张期可以听到主动脉反流杂音，常需排除主动脉夹层，立即行主动脉血管 CT 检查以明确，有时经胸超声也可提示。

二、缺血性 ST-T 改变的常见鉴别诊断

1. 早期复极

（1）早期复极（early repolarization pattern，ERP）是心电复极异常的一种，既往认为是生理性心电图变异，越来越多的证据显示早期复极与心律失常性猝死及心搏骤停有关，常见于年轻男性运动员。

（2）早期复极的心电图表现（图 11-3，图 11-4）

1）J 波：在连续两个或以上 R 波为主的导联，其 QRS 下降支末端有一个切迹或顿挫，且最高点≥0.1mV；无切迹或顿挫的导联 QRS 波 <120ms。

2）ST 段抬高：可上斜、下斜或水平型。通常在 V$_2$～V$_5$ 和Ⅱ、Ⅲ、aVF 导联明显，以 V$_3$、V$_4$ 多见。

3）T 波高耸：在 ST 段抬高的导联上可以出现 T 波高耸，两支不对称，上升支缓慢，下降支陡直回到基线。

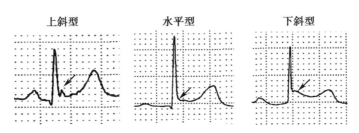

图 11-3　早期复极的 J 波与 ST 段抬高
（箭头所指为 J 波，其中左图为切迹型；中、右图为顿挫型）

4）心电图的演变：ST 段抬高可以持续存在，但每次检查抬高的程度变化较大。在运动、过度换气及心率加快时，ST 段可暂时回落到基线。随年龄的增大，ST 段抬高的程度也可以逐渐下降。

（3）与急性心肌梗死的鉴别

1）早期复极的 ST 抬高在相对的导联无类似心肌梗死的"镜影"改变。

2）无病理性 Q 波。

3）早期复极的心电图多见于心率慢时，而心肌梗死多伴有心动过速。

4）无类似心肌梗死的心电图动态演变。

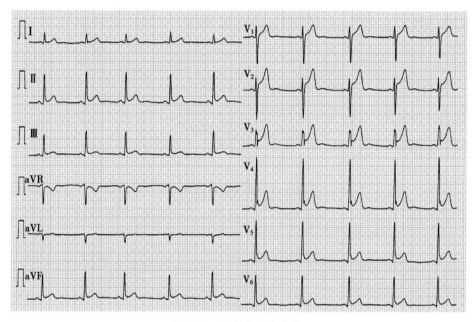

图 11-4 早期复极心电图

（V_3～V_6、I、II、III、aVF 导联可见 J 波，ST 段上斜型抬高，T 波高尖）

2. 脑出血 在蛛网膜下腔或其他脑血管意外出血后，心电图和心功能可表现出异常，这主要是因为颅内压增高及儿茶酚胺分泌过多所致，有人称其为神经源性应激性心肌病。其心电图表现有：

（1）宽广的巨大倒置 T 波。

（2）QT 间期延长。

（3）心动过缓。

（4）其他：ST 段抬高或压低。

此类患者一般无胸痛表现，心电图改变相对特殊，ST-T 改变无动态变化，头颅 CT 检查可鉴别（图 11-5）。

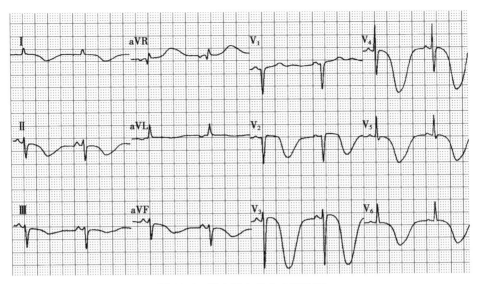

图 11-5　颅内出血的心电图改变

3. 其他　心尖肥厚性心肌病（图 11-6），高血钾，低血钾等（图 14-2，图 14-4）。

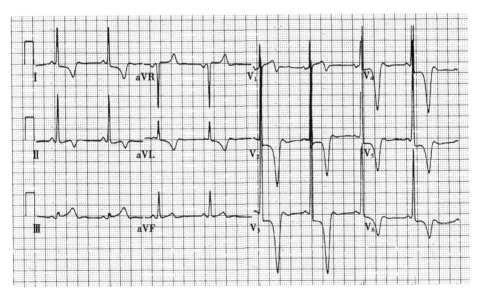

图 11-6　心尖肥厚型心肌病
（V₂～V₆，Ⅰ、aVL 导联 ST 段压低，T 波深倒，呈冠状；左室高电压）

三、病理性 Q 波的常见鉴别诊断

1. 肺气肿 慢性阻塞性肺气肿患者常在 V_1、V_2，甚至 V_3 出现酷似陈旧性心肌梗死的 Q 波（图 11-7）。Q 波的出现是由于肺气肿引起心脏位置下移所造成的，即在原来电极的位置记录不到室间隔除极的小 r 波，一般通过把 V_1、V_2 导联降低肋间记录，可出现 r 波来鉴别（图 2-5）。如患者出现肺心病，可有肺动脉高压、右心功能不全的临床表现。心电图可以有肺性 P 波（图 4-3），右心室肥大的改变（图 4-7），还可以有右束支传导阻滞及 QRS 低电压图形。超声心动图检查：右心室流出道内径≥30mm，右心室内径≥20mm，左右心室内径的比值 <2，右肺动脉内径或肺动脉干及右心房增大等。

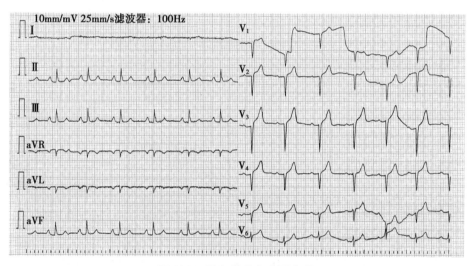

图 11-7 肺气肿的心电图表现

（V_1～V_3 导联出现 QS 波，顺钟向转位）

2. 心肌病 各种类型的心肌病均可引起病理性 Q 波，但以肥厚型心肌病常见。后者是基因相关的心血管疾病，临床可有晕厥、近似晕厥、心绞痛、心悸、头晕等症状。如果是肥厚梗阻型，则可在主动脉瓣听诊区闻及收缩期杂音。主要心电图表现为：左心室肥厚，ST-T 异常，胸前导联和侧壁导联异常 Q 波（图 11-8）；但肥厚型心肌病 Q 波深而窄，心肌梗死的 Q 波常较宽。

3. 左束支传导阻滞（LBBB） 左束支传导阻滞时，由于心室最初从室间隔的左后向右前的除极消失，V_1、V_2 导联，偶有 V_3 导联呈 QS 型。此时需与前间壁心肌梗死相鉴别，完全性阻滞者常有 QRS 波增宽（图 6-38，图 11-9）。

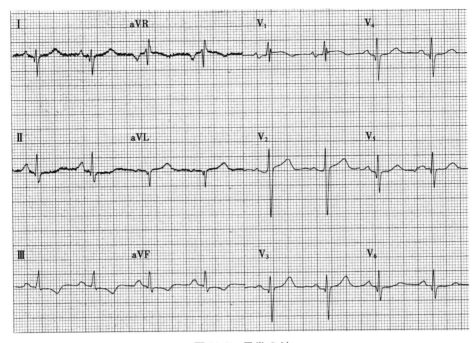

图 11-8　异常 Q 波

（为一例肥厚型心肌病患者心电图：Ⅰ、AVL、V_3～V_6 导联可见异常 Q 波）

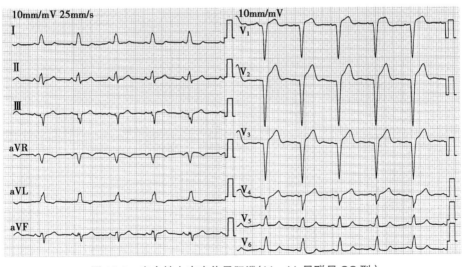

图 11-9　完全性左束支传导阻滞（V_1～V_3 导联呈 QS 型）

4. 预激综合征　预激时旁道前传提前激动心室，根据旁路的位置，有些导联的 δ 波方向向下，类似于病理性 Q 波。如左侧游离壁旁路时，Ⅰ、aVL 导联 δ 波向下；后间隔显性旁路时，下壁导联 δ 波向下（图 11-10）（具体见"第十六章　显性旁路体表心电图定位"）。

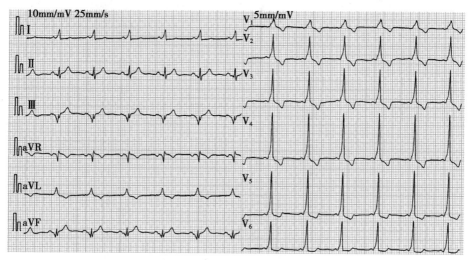

图 11-10　A 型预激综合征

（左后间隔显性旁路，可见Ⅲ、aVF 导联异常 Q 波）

（李林华　蔡乙明）

第十二章 心肌梗死的特殊类型

一、特殊部位的心肌梗死

1. 心房心肌梗死

（1）心房心肌梗死的病因主要为冠心病，大多数与心室心肌梗死同时发生，常见于10%的急性ST段抬高型心肌梗死；偶也可见于慢性阻塞性肺疾病所致的肺心病。

（2）右心房心肌梗死比左心房心肌梗死多见（右房81%～98%；左房2%～19%；双房19%～24%）；心耳比侧壁、后壁多发。

（3）心房心肌梗死的心电图表现一般比较轻微，常见的改变有（图12-1）：

1）PR段的压低或升高。PR段代表心房的复极，类似于心室梗死时的ST改变，故有时称为PTa（P-atrial T）。

2）P波形态的异常，可出现切迹。

3）短暂的心律失常，包括：窦性心动过速／窦性停搏、房性期前收缩、窦房结-房室结游走心律、房性心动过速、心房扑动／心房颤动和房室传导阻滞等。

（4）心房心肌梗死心电图的鉴别：

1）PR段改变：主要需与急性心包炎相鉴别。后者主要表现为广泛导联的PR段压低及ST段弓背向下的抬高；同时多伴aVR/V_1导联镜影样的PR段抬高及ST段压低。

2）P波切迹顿挫：心房扩大／肥厚，房内传导阻滞。

2. 右室心肌梗死

（1）右室心肌梗死很少独立发生，常并发于下壁和后壁心肌梗死，在下壁心肌梗死中其发生率约14%～36%。

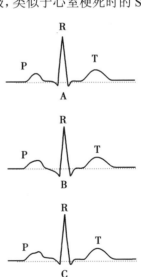

图12-1　心房梗死心电图变化示意图（A：正常；B：PR段压低；C：P波切迹，PR段抬高）

（2）V_{4R}导联ST段抬高≥0.1mV是右室心肌梗死最公认的心电图指标，其特异性100%，敏感性70%。但常为一过性，约50%的患者常在10h内恢复正常。故在下壁或后壁心肌梗死时,需要及时记录右胸导联。

（3）其他提示右室心肌梗死的心电图征象（图 12-2）

1）下壁心肌梗死时 ST_{III} 抬高 $/ST_{II}$ 抬高 >1,常提示合并有右室梗死,特异性为 88%,预测准确率 91%。如同时伴有 ST_{V_1} 抬高、ST_{V_2} 正常,则提示右冠近端闭塞,更利于右室心肌梗死的诊断。

2）下壁心肌梗死时,ST_{V_2} 压低 $/ST_{aVF}$ 抬高≤50%；ST_{V_3} 压低 $/ST_{III}$ 抬高 <1.2 也提示有右室心肌梗死。

3）ST_{aVL} 压低 >0.1mV 也提示右室梗死,敏感性 87%,特异性 91%。

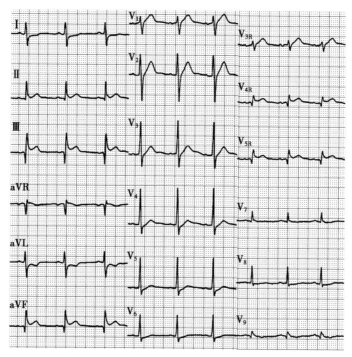

图 12-2　急性下壁心肌梗死并右室心肌梗死

（ST_{V_4R} 抬高 >0.1mV,并高于 ST_{V_3R}；ST_{III} 抬高 $/ST_{II}$ 抬高 >1；ST_{aVL} 压低 >0.1mV）

（4）常并发房性心律失常如心房颤动,下壁合并右室梗死时高度房室传导阻滞的发生率是单纯下壁心肌梗死的 3 倍,可达 45%～58%。

3. 左主干狭窄或闭塞

（1）左主干在冠脉右优型患者中,占左心室供血的 60%～70%；在左优型者中,占 80%～100%。

（2）左主干严重狭窄引起心肌缺血时,心电图表现（图 12-3）:

1）广泛导联 ST 段压低,特别是 V_4～V_6、I、II 等导联。

2）aVR、V_1 导联 ST 段抬高。

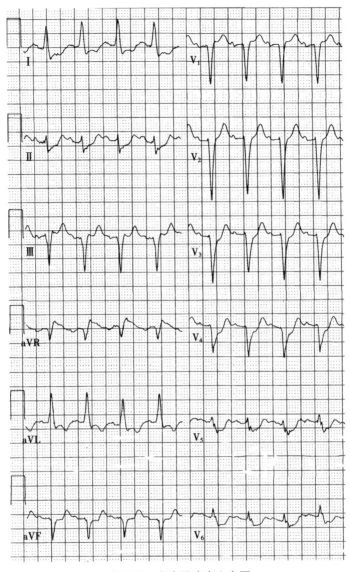

图 12-3　左主干病变心电图

3）aVR 导联 ST 段抬高≥0.1mV，且 >V₁ 导联。

（3）左主干闭塞心电图也可表现如上，但患者常快速进入 STEMI、心源性休克或死亡。

（4）aVR 导联 ST 段抬高可由弥漫的心内膜下心肌缺血，或高位室间隔梗死引起，因而也可见于：

1）前降支近端闭塞。

2）严重的三支病变。

3）其他由于心肌供氧与需求的矛盾（如心肺复苏后）所致的广泛性心内膜下心肌缺血。

4. 前降支第一对角支闭塞

（1）第一对角支主要供应左室的前侧壁。

（2）心电图（图12-4）

1）ST抬高、T波改变只见于aVL和V$_2$导联。

2）下壁导联，尤其是Ⅲ、aVF导联可呈"镜影"样的ST-T改变。

（3）aVL和V$_2$导联ST抬高，同时不伴有其他胸前导联ST抬高对第一对角支所致的心肌梗死阳性预测价值为89%。

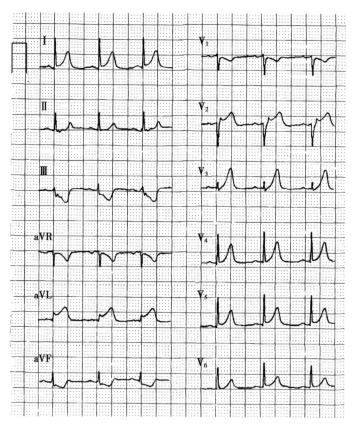

图12-4 第一对角支闭塞心电图

二、心肌梗死的特殊心电图

1. De winter ST-T改变

（1）De Winter ST-T改变是前壁STEMI的等危征，发生于2%急性前降支闭塞的患者。

（2）特征性的心电图改变（图 12-5）

1）胸前导联 ST 段上斜型压低 >0.1mV。

2）胸前导联高尖、对称的 T 波。

3）aVR 导联 ST 段可升高 0.05mV～0.1mV。

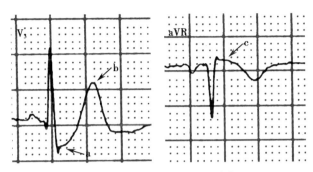

图 12-5　De Winter ST-T 改变

（a：胸前导联 ST 段上斜型下移；b：胸前导联 T 波高尖；c：aVR 导联 ST 段抬高 0.05mV）

（3）De Winter ST-T 改变可动态演变，其前或后可表现出典型的前壁 STEMI 的心电图改变（图 12-6）。

（4）鉴别诊断

1）高钾血症 T 波改变：高钾血症高尖 T 波基底窄、对称；不伴有 ST 段上斜型压低。

2）心肌梗死超急性期 T 波改变：与 De Winter T 波相似，特征为相关导联 T 波高大，可以不对称，基底部宽，但不伴有 ST 压低。T 波改变是冠脉闭塞的早期表现，持续时间较短，最终可演变成 ST 段抬高型心肌梗死的心电图。

2. Wellens 综合征

（1）临床上出现下述症状或表现时需考虑 Wellens 综合征。

1）近期有心绞痛发作。

2）心肌损伤标志物阴性或轻度升高。

3）心电图胸前导联无病理性 Q 波，ST 升高不明显（<1mm）。

4）特征性 ST-T 改变：V_1～V_4 导联 T 波正负双向（A 型，占 25%），或对称性深倒（B 型，占 75%）（图 12-7）。

（2）多为前降支近段重度狭窄所致，如没有进行及时治疗，多在症状出现后 20d 左右或入院后 6～8d 发生急性心肌梗死。

（3）Wellens 综合征的具体特点及机制见"第三篇　病例三 Wellens 综合征"。

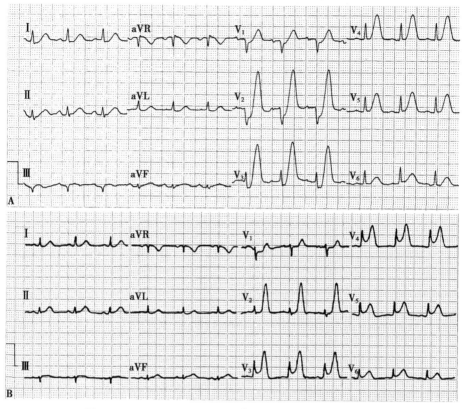

图 12-6　De Winter ST-T 改变(A)转变为前壁 STEMI(B)

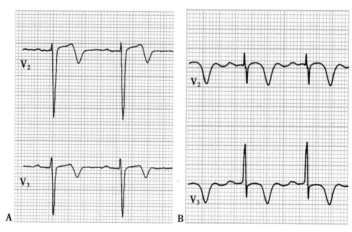

图 12-7　Wellens 综合征心电图改变(A: A 型; B: B 型)

（王礼春　肖平喜）

第十三章 起搏心电图

一、起搏器简单工作原理、类型及正常起博心电图

1. 虽然心脏起搏器的种类繁多且功能设计各异，但它们有着共同的组成元件。心脏起搏器主要包括脉冲发生器及导线两部分，脉冲发生器通过电极导线实现对心脏的感知与起搏功能。

2. 根据起搏和感知腔室数量的不同，起搏器可分为单腔起搏器、双腔起搏器和三腔起搏器。根据电极导线的极性设置不同又可分为单极起搏、双极起搏、单极感知和双极感知。而根据起搏电极导线的有无，又可分为有导线起搏和无导线起搏。

3. 起搏器的命名和工作模式

（1）1987 年，北美心脏起搏和电生理学会／英国心脏起搏和电生理组织（NASPE/BPEG）共同推出了一套起搏器编码系统，此套编码为所有起搏系统的功能分类提供了统一的方法。编码的五位字母分别代表起搏器不同种类的功能（表 13-1）。

表 13-1　NASPE/BPEG 起搏器编码系统

Ⅰ起搏心腔	Ⅱ感知心腔	Ⅲ感知后反应方式	Ⅳ程控遥测频率应答	Ⅴ抗心动过速
A：心房起搏	A：心房感知	I：感知后抑制	P：单一程控	P：抗心动过速
V：心室起搏	V：心室感知	T：感知后触发	M：多项程控	S：电击
D：心房心室顺序起搏	D：心房心室双腔感知	D：触发＋抑制	C：遥测	D：抗心动过速＋电击
O：不起搏	O：不感知	O：无	O：无	O：无
S：特定的心房或心室起搏	S：特定的心房或心室感知		R：频率应答	

（2）一般情况下使用前三个识别码，即起搏器的起搏腔室、感知腔室和对感知（P 波、R 波或两者）的响应模式，来代表起搏器的类型或工作模式（如 VVI、DDD 起搏器）。当起搏器具有第四位编码所述的频率反应性功能时，则在前三位

编码后加代码 R（如 VVIR、DDDR）来表明起搏器可通过感知一个或多个生理学变量的测量进行自适应起搏频率控制。

4. 不同模式的正常起搏心电图

（1）单腔起搏模式：起搏电极只存在于单个心房或心室，只能感知或起搏此心腔。

1）AAI 代表心房起搏＋心房感知＋心房感知后抑制，适用于病态窦房结综合征而房室传导正常的患者，只对心房进行起搏与感知。当自身心房激动慢于设置的低限频率时，起搏器发放脉冲起搏心房，相反当起搏器感知到心房自身激动（不论是窦性的还是房性的）时，则脉冲发放被抑制（I）并重新开启新的计时周期（图 13-1）。

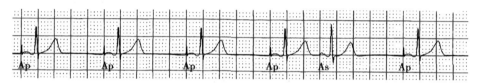

图 13-1 AAI 起搏心电图

（心房单腔起搏器，低限频率为 60 次 /min；Ap：心房起搏；As：心房感知；As 至其后的 Ap 间期等于低限频率 / 逸搏频率间期）

2）VVI 代表心室起搏＋心室感知＋感知后抑制，只对心室行使感知与起搏功能，当心室自身激动（室上性下传的或心室异常产生的）慢于低限频率时，起搏器发放脉冲直接起搏心室，相反当起搏器感知到心室自身激动时，则抑制起搏脉冲的发放并重新开启计时周期（图 13-2）。

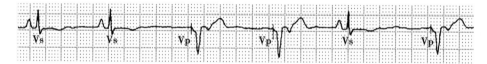

图 13-2 VVI 起搏心电图

（心室单腔起搏器，低限频率为 60 次 /min；Vp：心室起搏；Vs：心室感知；Vs 至其后的 Vp 间期等于低限频率 / 逸搏频率间期）

（2）双腔起搏模式：心房心室均有电极，对心房心室均具有感知与起搏功能。如无特殊，常规设定为 DDD 模式，根据自身心律及房室传导情况，DDD 起搏模式可表现出如下的工作方式：

1）心房起搏 - 心室感知（Ap-Vs）：表示心房起搏后激动能在设定的起搏的房室间期（PAV）内下传心室。心电图类似 AAI 起搏时的心电图，但心室激动被感知。

2）心房起搏 - 心室起搏（Ap-Vp）：心房心室在设定的时间内均无自身电活动

被感知，且心房起搏后的电激动不能在设定的 PAV 间期内下传心室。此时心房心室根据设定的参数顺序起搏（图 13-3）。

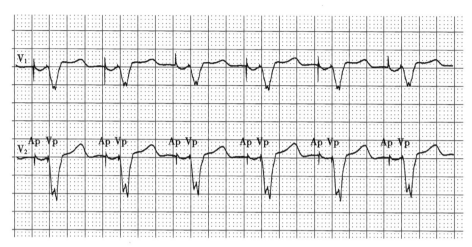

图 13-3　房室顺序起搏

（DDDR 起搏器，低限频率 60 次 /min，起搏频率 75 次 /min，心房 - 心室顺序起搏）

3）心房感知 - 心室起搏（As-Vp）：代表心房感知后，激动未能在设定的感知的房室间期（SAV）内下传到心室，心室被心房感知后触发，称为 VAT 起搏方式（图 13-4）。

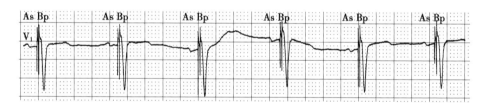

图 13-4　心房感知心室起搏

[此图为抗心衰三腔起搏器，心房感知后触发心室起搏，心室可见两个刺激脉冲，为双室起搏（Bp），左室优先 40ms，可见 QRS 波较窄，仅为 110ms]

4）心房感知 - 心室感知（As-Vs）：心房感知，并在设定的时间内激动下传心室，使心室也被感知，心房心室的起搏均被抑制。心电图类似于正常心电图。

5）异常心室感知：此时心室激动多为室性心律失常（如室性期前收缩），起搏器感知后，重整 VA 间期。如 VA 间期计时完成后仍无心房、心室的激动被感知，则起搏心房，表现为 Vs-Ap 方式（图 13-5）。

（3）单腔或双腔起搏器均可有频率适应性起搏，如 VVIR、DDDR。此时起搏的频率受机体活动状态的影响，在一定的范围内变化，大于设定的低限频率（如图 13-3）。

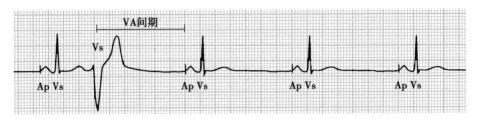

图 13-5　室性期前收缩感知后触发 VA 间期计时

二、常见起搏器功能异常的心电图

起搏器主要有感知和起搏的功能，主要的故障也在于这两个方面。

（一）感知功能障碍

1. 感知不良

（1）是指自身的除极活动存在，但起搏器未能准确察觉或感知。其结果表现为不恰当起搏（图 13-6）；如果在心室此不恰当起搏刚好位于 T 波易损期，有可能诱发致心室颤动等恶性心律失常。

（2）感知不良的原因

1）灵敏度设置不当（过低）。

2）电极脱位。

3）导线故障：导体断裂。

4）电极导线老化，被纤维组织包绕、导线周围组织纤维化。

5）感知区域原信号改变：心肌梗死、药物及电解质的影响。

（3）处理方面应该根据不同原因采用调整电极的极性或感知灵敏度，更换起搏位置或重新放置新电极。

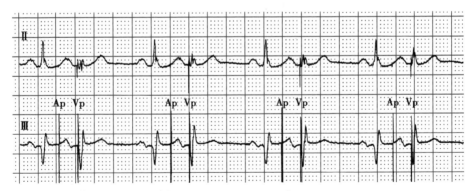

图 13-6　心房心室感知功能不良

（双腔起搏器，Ap 之前有自身的 P 波及 QRS 波，均无感知；Vp 起搏产生的图形在 Ⅲ 导联与正常窦性下传的相似，而在 Ⅱ 导联有差别，为融合波，表明心房、心室的起搏均有夺获）

2. 感知过度

（1）指起搏器感知到不适当的信号，其中这些信号可以是生理的或非生理的，可以是体内的生物电或体外非生物电。其结果表现为同心腔的起搏发放被抑制（图13-7），而另一心腔的起搏脉冲按设定的间期被触发（图13-8）。

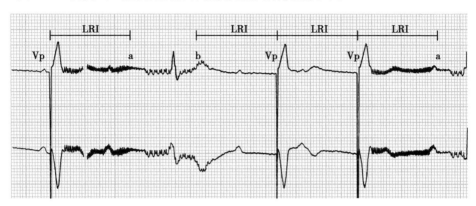

图 13-7　VVI 心室误感知

[VVI 起搏，在 LRI（低限频率间期）后的"a"点无预期的起搏脉冲，提示其间有信号被误感知而抑制了脉冲的发放，高度可能为高频电干扰；第二个 Vp 与其前逸搏的 QRS 的间期大于 LRI，提示在"b"点处存在异常感知]

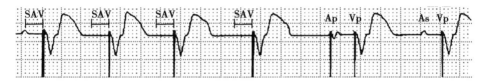

图 13-8　心房误感知触发心室起搏

[DDD 起搏，前四个心搏为单纯的心室起搏，但频率不齐，起搏间期也小于低限起搏间期（为第 4 个与第 5 个搏动的 Vp-Vp 间期），提示其前有 As，根据 SAV 间期（最后一个搏动可提示）可确定心房误感知位置]

（2）过感知的原因

1）灵敏度设置不当（过灵敏）。

2）不应期设置不当（如设置过短至 T 波误感知）。

3）导线故障，如绝缘层破裂。

4）连接器连接不良。

5）电干扰。

（3）处理上根据不同的原因调整起搏器参数或更换电极。

（二）起搏器起搏功能障碍

1. 起搏失夺获

（1）起搏器发放起搏脉冲未能夺获心房或者心室，心电图表现为起搏脉冲后

无相关的 P 波或 QRS 波（图 13-9）

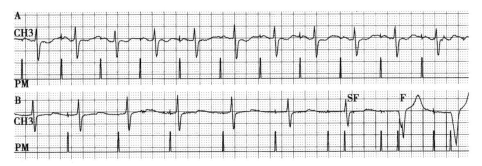

图 13-9　心房失夺获

（同一病人动态心电图记录片段，DDD 起搏；A：心房起搏下传心室，Ap 之后可见心房激动波；B：心房起搏脉钉后未见心房夺获，前 7 个 QRS 波为交界性逸搏心律，与心房起搏脉钉之间无固定关系，虽然 Ap-QRS 的时间逐渐延长，但 Ap-Ap 起搏间期不变，说明该起搏器是以 AA 为计时周期的。F：心室融合波，SF：假性融合波）

（2）起搏失夺获的原因

1）阈值升高。

2）电极脱位或微脱位。

3）电极穿孔。

4）电极断裂，出现短路。

2. 起搏器无输出

（1）指起搏器在计划的时间内无脉冲发放，或发放后不能传出，心电图表现为在应该起搏的时间间期上没有起搏脉冲的出现（图 13-10）。

（2）起搏器无输出的原因

1）起搏器电池耗竭。

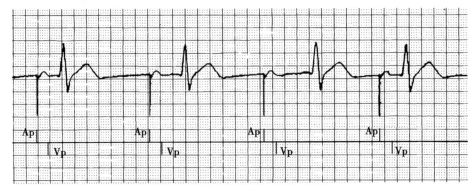

图 13-10　心室无输出

（DDD 起搏，起搏标志提示有 Vp，但心电图未见起搏钉，亦未夺获心室，而心房起搏功能良好，提示可能为心室电极断裂）

2）电极断裂,起搏无回路。

3）感知异常,反馈抑制起搏脉冲的发放,此种情况实为感知过度,为假性起搏功能障碍(图13-7)。

三、起搏器特殊功能心电图

目前起搏器的功能越来越强大,一些特殊功能也伴随着特殊的起搏心电图表现,有时会误认为起搏器故障,举例如下:

（一）心室安全起搏（safety ventricular pacing, VSP）

1．心室安全起搏是为了避免心房起搏时心室的交叉感知,引起不恰当的心室抑制而采用的起搏方式,此时固定 Ap-Vp 时间为 110ms 或 120ms 等(不同公司设置不同),目的是保证:①交叉感知时,心室仍有起搏;②如不是交叉感知,确为心室的激动,110ms 保证刺激落在心肌不应期上,不致产生心律失常。

2．心室安全起搏存在的情况

（1）心室交叉感知心房刺激(图13-11A)。

（2）迟发室性期前收缩,心室的感知刚好落在安全起搏时间窗内(图13-11B)。

（3）心房感知不良时,心房下传的激动刚好在安全起搏窗被感知(图13-11C)。

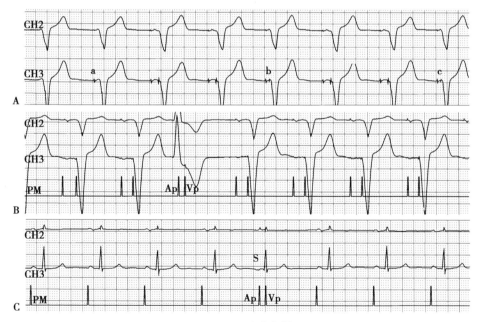

图 13-11 安全起搏

[A:心室交叉感知心房刺激所致(a,b,c);B:迟发室性期前收缩在安全起搏时间窗被感知,导致心室安全起搏;C:房性期前收缩(S)未被感知,致心房起搏,房性期前收缩下传的QRS波在安全起搏感知窗被感知,引起安全起搏]

（二）心室起搏管理功能心电图

1. 心室起搏管理（managing ventricular pacing，MVP）是一种为了减少心室起搏比例而设计的一种基于心房起搏（AAI/R）的、以 DDD/R 备用的双腔起搏方式。

2. MVP 的运作细节

（1）AAI/R 起搏时，心室保持监测，当出现 AV 阻滞时（两个 AA 间期之间无QRS 波），于预计心房起搏（或被抑制的心房起搏）后 80ms 发放心室备用起搏，如果连续两次出现此类情况，则转化为 DDD/R 起搏（图 13-12，图 13-13）。

（2）DDD/R 起搏后，按一定的设定时间临时应用 AAI/R 去监测一个 AA 间期，观察其间有无传导的 QRS 波，如有则转为 AAI/R。

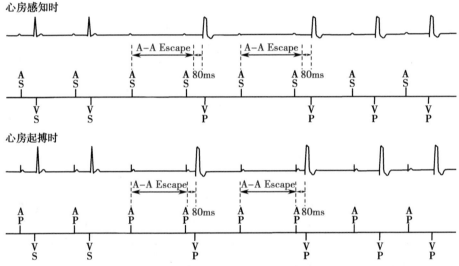

图 13-12　MVP 由 AAI/R 向 DDD/R 转换的运作模式
（A-A Escape：心房逸搏间期）

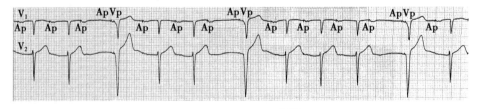

图 13-13　MVP 心电图

（Ap 后可见 P 波，呈文氏下传；其中第 3、7、12 个 Ap 后无下传 QRS 波，也无 Vp，常误认为心室感知或起搏功能障碍，但随其后的第 4、8、13 个 Ap 后有 Vp 脉冲并夺获心室，Ap-Vp间隔 80ms）

四、不同起搏部位心电图特征

不同部位的心室起搏，心室的激动顺序不同，起搏的图形就有差异，类似于室性心律失常的心电图定位（见第十七章　室性心律失常的心电图初步定位），根据起搏图形可以初步判定起搏电极的位置。

1. 右室心尖部起搏

1）心室的除极过程自右室心尖部开始向左后上方进行，心电图电轴显著左偏（−30°～−90°）。Ⅱ、Ⅲ、aVF 导联主波向下，Ⅰ、aVL 主波向上。

2）胸前导联类似于完全性左束支传导阻滞，或全部呈 QS 型。

3）QRS 波宽度较宽，常 >120ms（图 13-14）。

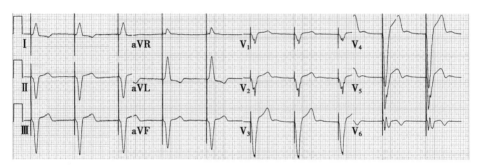

图 13-14　右室心尖部起搏心电图

2. 右室流出道起搏

1）由于右室流出道在心脏的上部，心室除极总方向从上向下，从右而左。

2）额面电轴向下，Ⅱ、Ⅲ 及 aVF 导联主波向上，多呈 R 波；aVR、aVL 导联主波向下，多呈 QS 型。

3）胸前导联呈完全性左束支传导阻滞图形。

4）QRS 波较心尖部起搏窄（图 13-15）。

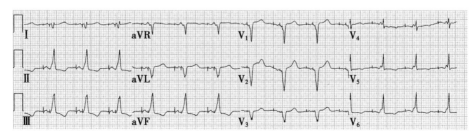

图 13-15　右室流出道起搏心电图

3. 希氏 - 浦肯野系统起搏 是目前认为比较生理的起搏方式,它通过起搏夺获希氏束/左束支,激动全部或主要沿传导系统下传,因而QRS波形很窄(图13-16),从电学特点上看是同步性比较好的起搏方式。

(1)希氏束起搏

1)希氏束起搏时,起搏心电图和自身传导的心电图形态一样。

2)起搏钉与QRS之间存在一定的时间间期,类似自身下传时希氏束至心室的传导时间(HV间期)。

(2)左束支起搏

1)呈不完全性右束支阻滞的起搏图形。

2)与希氏束起搏相比,起搏钉与QRS之间无时间间距。

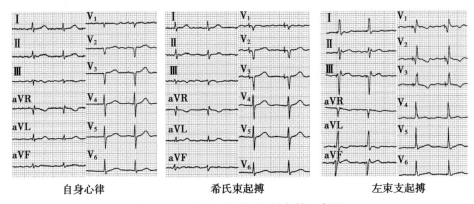

自身心律　　　　希氏束起搏　　　　左束支起搏

图13-16 希氏 - 浦肯野系统起搏心电图

(同一心房颤动并长RR间期患者;左图:为自身下传的QRS波;中图:希氏束起搏时心电图,QRS波形态与左图自身下传的完全相同,起搏钉与QRS波之间有一间期;右图:为左束支起搏时心电图,不完全右束支传导阻滞型,起搏脉钉后紧跟着QRS波)

(陈梓新　麦憬霆)

第十四章 常见的电解质紊乱及药物中毒心电图

一、高钾血症

1. 钾离子可通过影响静息膜电位、复极时钾外流的通透性来改变心肌细胞的电生理特性。其作用大小与血钾浓度的高低、心肌细胞的种类有关。

（1）高钾血症时，心肌细胞膜两侧的钾离子浓度梯度下降，静息膜电位增高（绝对值降低），可影响心肌细胞的兴奋性和传导速度。

1）心肌的兴奋性先升后降：当血钾浓度轻度升高时（5mmol/L～7mmol/L），静息膜电位轻度升高，离阈电位的差距减少，而此时介导除极的钠通道仍处于可激活状态，开放活性不受影响，心肌的兴奋性增加。当血钾浓度继续升高（>7mmol/L）时，静息膜电位进一步升高，虽然此时离阈电位更近，但钠通道却因电压依赖性而逐渐失活，心肌细胞的兴奋性反而降低；当全部钠通道失活时，心肌对刺激无反应（高钾性停搏）。

2）传导性降低：静息膜电位的升高，可使动作电位的除极幅度和速度降低，从而使兴奋的扩布减慢，传导性降低。但不同的心肌细胞对高血钾的敏感性不一，随着血钾浓度的升高，传导延缓甚至阻滞的顺序一般为心房肌—心室肌—传导系统。

（2）细胞外钾的升高可使复极时细胞内钾外流的速度加大，通透性增加，从而加速复极过程，并影响心肌的自律性。

1）自律性降低：钾外流加快，可使快反应细胞4期自动去极化速度减慢，自律性降低。

2）心电图ST-T改变：可表现为基底变窄的高尖T波；ST段变短；当同时伴心肌传导明显延缓时，心脏各部的除极复极可明显不同步，甚至混杂，故ST段可抬高或压低，同时易产生各种心律失常。

2. 高钾血症的心电图表现及发展规律

（1）高钾血症的心电图表现

1）P波增宽、低平、甚至消失出现窦室传导（图7-7）。

2）PR间期延长。

3）QRS波增宽。

4）ST段缩短可压低或升高，严重者ST段消失，QRS波与T波相连。

5）T波初始高尖、基底变窄；随着高钾对心肌电传导的影响，T波可增宽变低。

6）心律失常：室性心律失常、心动过缓或心脏停搏。

（2）高钾血症的心电图发展规律（图14-1）

1）血清钾>5.5mmol/L，T波高尖，基底部变窄；QT间期缩短。

2）血清钾>6.5mmol/L，P波增宽，振幅减低；QRS波群增宽，R波降低及S波加深；PR及QT间期延长；ST段压低。

3）血清钾>7mmol/L，QRS波群进一步增宽，PR及QT间期进一步延长；P波进一步增宽，振幅减低，甚至消失出现窦室传导（图14-2）。进一步发展，宽大的QRS波甚至与T波融合呈正弦波。

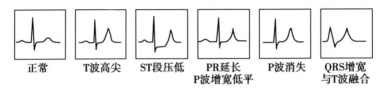

| 正常 | T波高尖 | ST段压低 | PR延长
P波增宽低平 | P波消失 | QRS增宽
与T波融合 |

图 14-1　血钾水平逐渐升高引起的心电图改变示意图

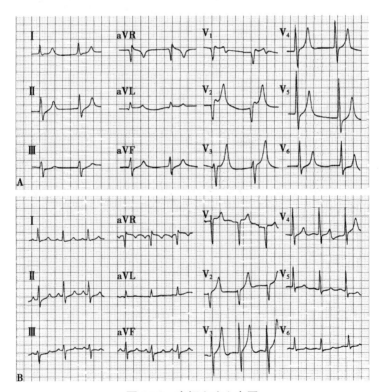

图 14-2　高钾血症心电图

（同一患者，A图为血钾7.7mmol/L时的心电图，可见T波高尖，窦室传导；B图为血钾降到6.0mmol/L时的心电图，此时P波恢复、频率增加，QRS波变窄，V_2～V_3导联ST段下降，多个导联T波有所降低）

二、低钾血症

1. 低钾血症对心肌电生理特性的影响及心电改变

（1）自律性增高：低血钾时，细胞膜对钾的通透性降低，细胞内钾的外流减慢，而钠、钙内流相对增加，自动除极化加速，自律性增加，因而会产生各种期前收缩，甚至心动过速。

（2）对复极的影响：低血钾时复极化前期加速而后期减慢，结果使有效不应期缩短而动作电位时间延长，心电图表现为 ST 缩短、压低，T 波增宽、变平，并在终末期出现 u 波，使 Q-T 间期延长。

（3）传导性降低：低钾使心肌纤维的传导性降低，心电图表现为轻度 P-R 间期延长和 QRS 波群增宽等。

2. 低钾血症对心电图的影响规律　血钾离子水平 <3.5mmol/L 为低钾血症，随血钾水平的降低，心电图可逐渐出现如下变化（图 14-3）：

（1）T 波低平、双向或倒置。

（2）u 波升高（u 波>0.1mV 或 u/T>1 或 u-T 融合、双峰）（图 14-4）。

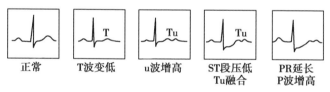

图 14-3　血钾水平逐渐降低时的心电图演变示意图

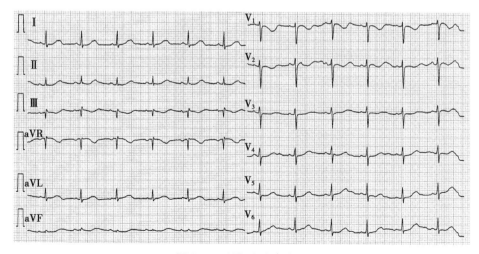

图 14-4　低钾血症心电图

（血钾 2.8mmol/L 患者，可见 u 波增大，以 V$_2$～V$_4$ 明显，u-T 融合，QT-u 间期延长）

（3）ST 段下移>0.05mV。

（4）QT-u 间期延长。

（5）PR 间期延长，P 波增高。

三、高钙血症

1. 高钙血症对心肌电生理特性的影响

（1）高血钙（≥2.75mmol/L）可抑制钠离子的内流，使阈电位上移，心肌的兴奋性降低，同时可使 0 期除极速度减慢，传导性降低。另外钠离子内流减少，钾离子的外流相对加速，则 4 期自动除极化的速度降低，自律性下降；但当细胞外钙离子中度增加时，慢反应细胞舒张期钙离子内流增加，则自律性增加。

（2）高血钙使 2 期钙内流加快，时程缩短，ST 段缩短或消失，QT 间期缩短。

（3）细胞内钙的增加可促进迟后除极产生触发活动。

2. 高钙血症的心电图表现

（1）ST 段缩短或消失，QRS 波后可继以 T 波（图 14-5）。

（2）QT 间期缩短。

（3）T 波低平或倒置。

（4）PR 间期延长，QRS 波增宽。

（5）心律失常：窦性停搏、窦房阻滞、室性期前收缩、阵发性室性心动过速和心室颤动等。

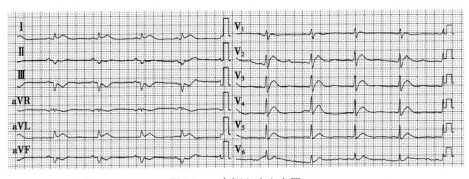

图 14-5　高钙血症心电图

（肺癌患者，血钙 4.5mmol/L，表现为 ST 段消失，QT 间期明显缩短）

四、低钙血症

低血钙与高血钙相反，主要使动作电位平台期钙内流减慢，2 相时间延长，心电图表现为 ST 段明显延长，QT 间期延长，直立 T 波变窄、低平或倒置（图 14-6），一般很少发生心律失常。

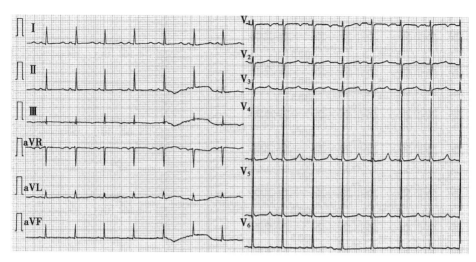

图 14-6　低钙血症心电图

（尿毒症患者，ST 段明显延长，T 波变窄）

五、洋地黄

1. 洋地黄对心肌电生理的影响

（1）洋地黄可直接作用于心肌，缩短心室肌动作电位 2 相时间，引起动作电位时程缩短。

（2）直接或通过兴奋迷走神经使窦房结的自律性降低，甚至停搏。

（3）延长窦房、房室交界区的有效不应期并降低传导速度，引起不同程度的传导阻滞。

（4）抑制心肌细胞膜 Na^+-K^+-ATP 酶系统，使心肌细胞内钠增加，促进钠 - 钙交换，钙内流增多，引起后除极而产生触发活动，产生各种心律失常。

2. 洋地黄对心电图的影响

（1）洋地黄效应

1）ST 段下垂型压低。

2）T 波低平、负正双向或倒置，其前肢与 ST 段融合，ST-T 呈"鱼钩样"改变（图 14-7）。

3）QT 间期缩短。

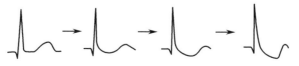

图 14-7　洋地黄效应的 ST-T 改变

（2）洋地黄中毒

1）室性心律失常：频发（二联律或三联律）及多源室性期前收缩，严重时可出现室性心动过速（特别是双向性心动过速）甚至心室颤动。

2）加速性交界性自主心律。

3）房室传导阻滞（图14-8）。

4）其他：窦性停搏或窦房阻滞、心房扑动、心房颤动等。

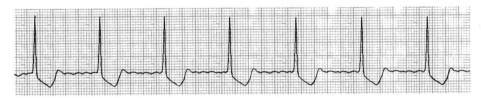

图14-8 洋地黄中毒

（心房颤动患者，使用洋地黄的过程突然心律规整，心电图示心房颤动并三度房室传导阻滞，交界性逸搏心律，ST-T呈鱼钩样改变）

（谢双伦）

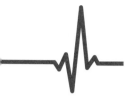

第十五章 常见的心电图综合征及特殊心电图表现

一、长QT综合征

1. 长 QT 综合征（long QT syndrome，LQTS）又称为复极延迟综合征（delay repol-arization syndrome）。它是指心电图上 QT 间期延长、T 波异常，易发生室性心律失常，尤其是尖端扭转性室性心动过速、心室颤动，临床表现为反复晕厥、甚至猝死的一组综合征（图 7-9）。

2. LQTS 分先天性与继发性两种。先天性 LQTS 是心脏遗传性离子通道病，根据病变离子通道的不同，常分为 LQTS1、LQTS2、LQTS3 三型；继发性者常因某些特殊药物或电解质紊乱等诱发。

3. 心电图表现

（1）校正的 QT 间期 QTc≥450ms（男性），QTc≥460ms（女性）（注：QTc= $QT/\sqrt{RR\text{ 间期}(S)}$)（图 15-1）。

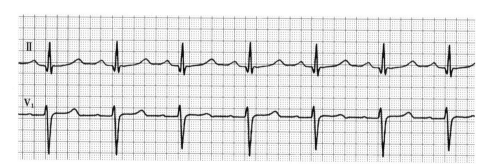

图 15-1 LQTS 心电图

（先天性 LQT 间期综合征患者，*SCN5A* 基因突变，LQT3 型，QTc=640ms）

（2）T 波可呈电交替现象（图 15-2）

4. 先天性 LQTS 不同类型的心电图特点

（1）LQTS1：*KCNQ1* 基因突变，引起缓慢激活的延迟整流钾通道（I_{Ks}）功能降低，常在运动（游泳）或紧张时发生心脏事件。心电图 T 波宽大，时限延长伴基底

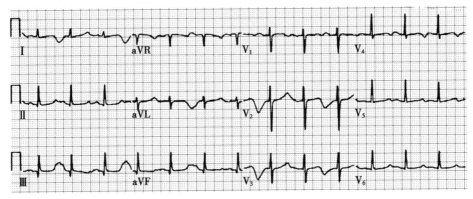

图 15-2　LQT 并 T 波电交替

部增宽。

（2）LQTS2：*KCNH2* 基因突变，快速激活的延迟整流钾通道（I_{Kr}）功能降低，多在睡眠惊醒时诱发心脏事件，对低钾敏感，产后高危。心电图 T 波振幅低，常伴有双峰。

（3）LQTS3：*SCN5A* 基因突变，钠离子流（I_{Na}）内流增多，此型容易发生心脏事件。心电图 ST 段平直延长，T 波延迟出现（图 15-1，图 15-3）。

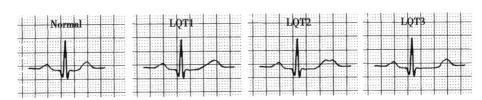

图 15-3　先天性 LQTS 心电图特征

二、短 QT 综合征

1. 短 QT 综合征（short QT interval syndrome，SQTS）是一种常染色体显性遗传的心电失调临床综合征，以心电图 QT 间期显著缩短、反复发作晕厥和心脏性猝死，而心脏结构无明显异常为特点的临床综合征。

2. 心电图表现

（1）QTc≤330ms，但随着临床上诊断 SQTS 的病人逐渐增多，目前 QTc 的临界值升高到了 330～360ms。

（2）胸导联 T 波对称性高尖、基底变窄。

（3）易发心房颤动（图 15-4）。

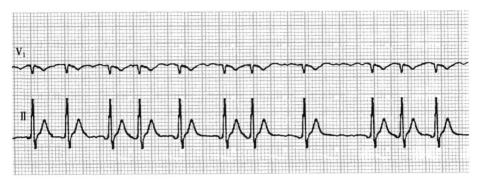

图 15-4　SQT 并心房颤动（QT=260ms）

三、Brugada 综合征

1. Brugada 综合征与早期复极综合征一起统称为"J"波综合征。具有特殊的心电图表现，临床上以多形性室性心动过速、心室颤动所致的晕厥反复发作和心脏性猝死为特征。

2. 心电图表现为三联征

（1）J 波形成：振幅≥0.1mV。

（2）ST 段抬高：右胸 V_1～V_3 导联 ST 段穹窿型或马鞍型抬高。

（3）T 波改变：I 型者可见 T 波倒置。

3. 根据心电图改变的程度，Brugada 综合征心电图可分为三型（图 15-5）。

（1）I 型：J 波抬高≥0.2mV，ST 段呈下斜型，与 J 波一起类似穹窿样改变，T 波倒置。

（2）II 型：J 波抬高≥0.2mV，ST 段呈马鞍样抬高≥0.1mV，T 波正向或双向。

（3）III 型：J 波抬高≥0.2mV，ST 段呈马鞍样抬高 <0.1mV，T 波正向。

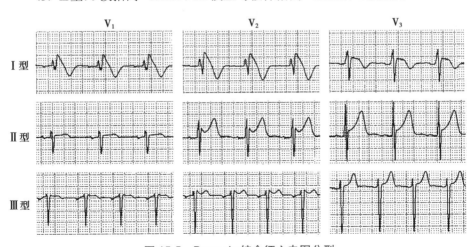

图 15-5　Brugada 综合征心电图分型

（4）Brugada 综合征患者心电图具有可变性（图 15-6），但诊断上只有 I 型心电图有意义，当表现为 II、III 型时可将胸前导联上移一个导联记录或应用阿义马林等药物诱发。

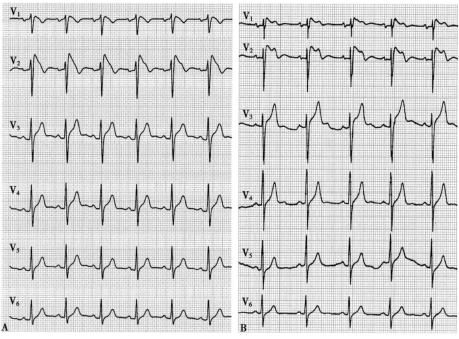

图 15-6　Brugada 综合征心电图
（同一患者不同时间记录到的心电图，A 为 I 型，B 为 II 型）

四、早期复极综合征

1. 早期复极（early repolarization pattern，ERP）是心电复极异常的一种，具有特征性的心电图改变（图 15-7）（详见第十一章　急性心肌梗死的心电图鉴别，图 11-3，图 11-4）。

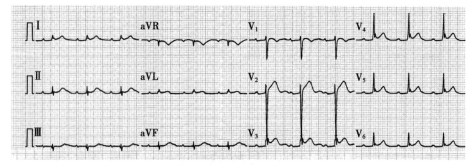

图 15-7　早期复极心电图
（V₃～V₆ 导联可见 J 波并 ST 段抬高）

2. 早期复极综合征（early repolarization syndrome，ERS）　是心电图表现为早期复极图形，且伴有特发性心室颤动的临床综合征。2013 年美国心律学会 / 欧洲心律学会 / 亚太心律学会（HRS/EHRA/APHRS）将其定义为十二导联体表心电图上相邻两个或两个以上导联（下壁或侧壁导联）J 点上抬≥1mm 并伴有特发性心室颤动。

3. 早期复极的心电图多呈慢频率依赖性。

五、特殊的心电图表现

（一）Epsilon 波

1. Epsilon 波是紧跟 QRS 波的一种低幅的棘波或振荡波（图 15-8），见于致心律失常型右室心肌病，是部分右室心肌细胞除极延迟所致。

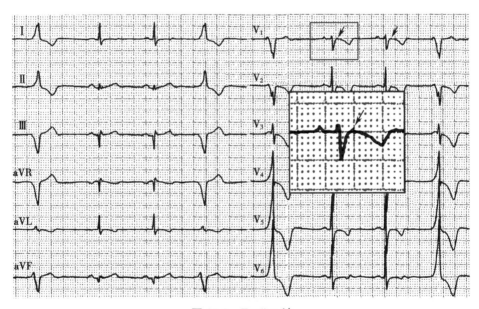

图 15-8　Epsilon 波

（V_1、V_2 导联可见 Epsilon 波，胸前导联 T 波倒置，并有右室来源的室性期前收缩，符合致心律失常型右室心肌病心电图特点）

2. 心电图表现

（1）在 V_1 和 V_2 导联 QRS 末（ST 段初）最清楚，容易误诊为完全性右束支传导阻滞，也可能出现在 V_3～V_4 导联。

（2）Epsilon 波可使 QRS 波时限增宽到 0.11s 以上，波幅很低，但能持续几十毫秒。

（二）T 波电交替

1. T 波电交替是指同源心搏的 T 波形态和 / 或电压、甚至极性呈交替性变化。

2. T 波电交替提示心脏电不稳定，对恶性室性心律失常、心脏性猝死具有预测价值。

3. 心电图表现（图 7-10，图 15-2）

（1）T 波形态和电压有明显差异（>0.1mV）。

（2）最常见的电交替比例为 2∶1，少数还有 3∶1、4∶1，甚至更为复杂的情况。

（三）QRS 波电交替

1. QRS 波电交替是指同源心搏的 QRS 波形态和 / 或电压呈交替性变化（图 15-9）。常见于各类器质性疾患，亦可见于正常人在频率过快（如阵发性室上性心动过速发作，频率接近 200 次 /min 时）或大量心包积液时。

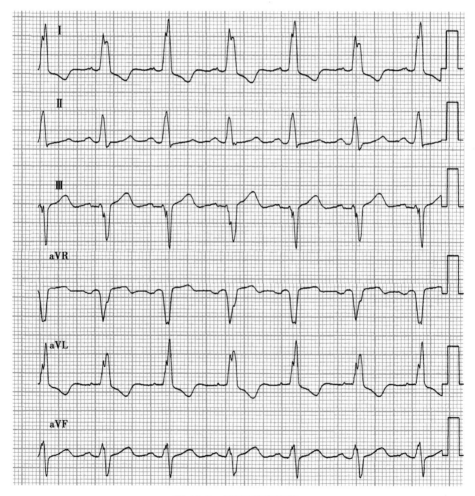

图 15-9　QRS 波电交替

2. 发生机理尚不明确，可能是机械性因素引起电轴改变，也可能由于心脏传导系统不应期发生交替性变化，或由于交感神经不平衡引起心脏复极交替性变化所致。

（郭　军）

第十六章　显性旁路体表心电图定位

一、概述

1. 显性旁路的心电图表现为预激，是由 Kent 束前传介导形成（图 6-15，图 6-30），临床上常合并有阵发性室上性心动过速发作，称为预激综合征（pre-excitation syndrome），于 1930 年最早是由 Wolff、Parkinson 和 White 三位学者描述，因此又称 WPW（Wolf-Parkinson-White）综合征。

2. 显性旁路的位置不同，心室预先激动的向量就不一样，在各导联 δ 波的方向就不一致，QRS 综合向量（主波）也可受影响。根据这些特点，心电图学上将预激图型分为 A 型、B 型或 C 型（详见"第六章　心律失常"），心电生理学上可大致定位旁路在心脏的位置。

3. 预激综合征多见于无器质性心脏病患者，也常合并在某些先天性心脏病中（如三尖瓣下移畸形），可表现为持续性或间歇性，射频消融术可根治。

二、显性旁路的定位

1. 旁路的位置及定位原理

（1）Kent 束连接心房与心室，环三尖瓣及二尖瓣的大部均可发生。因二尖瓣前叶与主动脉根部的连接处，其室侧无心室肌连接，为心室腔，因而此处无旁路存在。

（2）根据旁路的位置，可将旁路分为后间隔旁路（占 20%～30%）、右游离壁旁路（10%～20%）、左游离壁旁路（50%～60%）、左右中间隔及右前间隔旁路（共 5% 左右）；如上所述常无左前间隔旁路。

（3）旁路前传激动时，如果心室肌除极向量与记录导联的方向一致，在心电图上将记录到正向 δ 波，反之，如果心室肌除极向量与记录导联的方向相反，则记录到负向 δ 波，据此可通过体表心电图对显性旁路进行定位（图 16-1）。

2. 旁路的定位原则

（1）根据 V_1 导联 δ 波方向定左右（如图 16-2）。

1）左侧旁路：V_1 导联 δ 波直立。

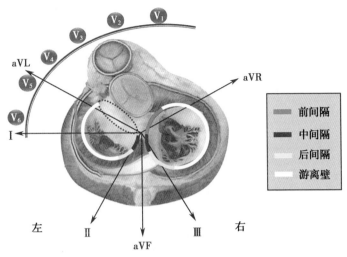

图 16-1　旁路的位置及与导联体系的关系

（红色虚线椭圆区域为二尖瓣前叶与主动脉根部连接的地方，其室侧为心室腔，无心室肌连接，无房室旁路）

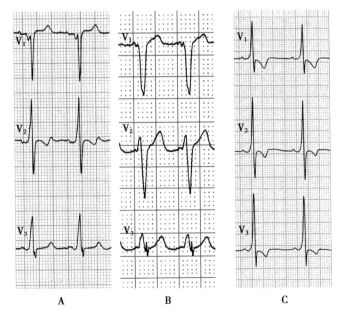

图 16-2　左、右侧旁路的判定

［V₁ 导联 δ 波负向 A、低平 B 为右侧旁路；δ 波直立 C 左侧旁路］

2）右侧旁路：V₁ 导联 δ 波倒置或在等电位线上，其中 δ 波倒置者多在间隔，间隔旁路（尤其是后间隔旁路）有时难判左右。

（2）根据下壁导联 δ 波方向定前后（图 16-3）。

1）前旁路：Ⅱ、Ⅲ、aVF 导联 δ 波直立。

2）后旁路：Ⅱ、Ⅲ、aVF 导联 δ 波倒置或在等电位线上。

3）中间旁路：Ⅱ、aVF、Ⅲ 导联 δ 波按顺序由直立变倒置。

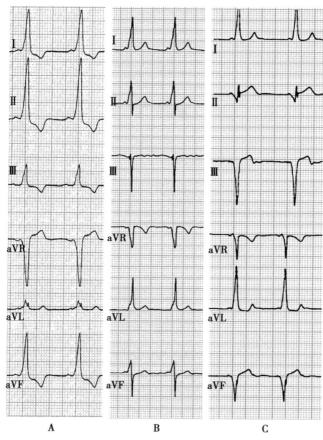

图 16-3　旁路位置的前后判定

（A：位置在前；B：在中间；C：在后）

（3）根据胸前导联移行定间隔部或游离壁。

1）右侧旁路：游离壁旁路胸前导联移行在 $V_3 \sim V_6$，间隔旁路胸前移行在 V_1、V_2。

2）左侧旁路：游离壁旁路胸前导联移行在 $V_3 \sim V_6$ 或在 V_1 之前；间隔旁路胸前移行依然在 V_1、V_2。

3）实例如图 16-2：A V_1 导联 δ 波为负，移行在 V_2，间隔旁路；B V_1 导联 δ 波低平，移行在 V_3，右游离壁旁路；C V_1 导联 δ 波为正，移行在 V_1 之前，左游离壁旁路。

（4）其他

1）Ⅰ、aVL 导联为左侧导联（图 16-1），如果 δ 波为负，提示旁路在二尖瓣环的左侧游离壁；而在其他部位，包括左侧间隔及右侧旁路，均在二尖瓣环的右侧，一般均为正。

2）aVR 导联 δ 波为负，为 QS 型时，提示右侧游离壁旁路的可能性大。

3. 旁路的定位流程（图 16-4）

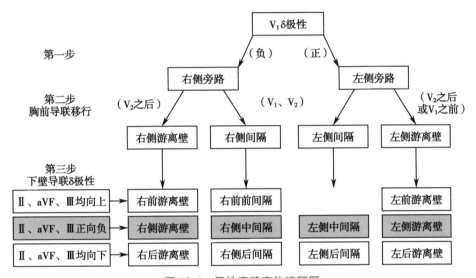

图 16-4 显性旁路定位流程图

4. 旁路心电图定位注意事项

（1）旁路心电图定位只是大致定位，其准确性与预激程度有关。

（2）由于是根据心室预激的特点来定位的，严格来讲，这些定位方法只是对旁路心室插入端进行了判定。在某些特殊旁路，如斜旁路，心房端可与心室端相距甚远。

（3）只适用于单个前传旁路，当多个旁路同时前传时，由于体表心电图只反映综合向量，常难以判断。

（4）左、右后间隔旁路心电图类似，有时难以区分。在解剖上，旁路有时是由右房连向左室；在临床消融治疗上，左右侧均有可能治疗成功。

5. 旁路的具体定位

（1）左前/侧游离壁旁道：最大的特点是Ⅰ、aVL 导联 δ 波向下。此外，V_1～V_6 及Ⅱ、Ⅲ、aVF 导联 δ 波向上（图 16-5）。

（2）左后游离壁旁道：与左前/侧游离壁旁路相比，Ⅱ、Ⅲ、aVF 导联 δ 波正向幅度减少，可低平，但Ⅰ、aVL 导联 δ 波为正（图 16-6）。

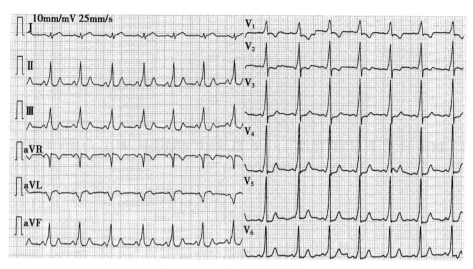

图 16-5　左前 / 侧游离壁旁路

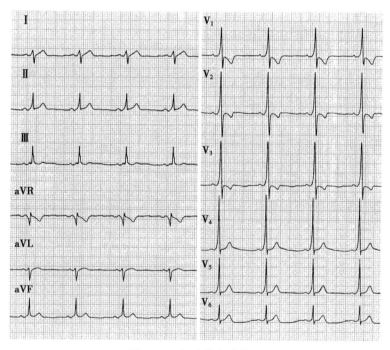

图 16-6　左后游离壁旁路

（3）左 / 右后间隔旁道：特点是Ⅱ、Ⅲ、aVF 导联 δ 向下，胸前移行多在 V$_2$（图 16-7）。

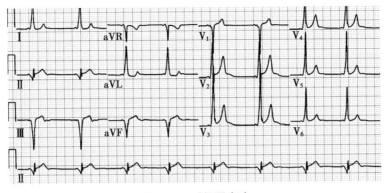

图 16-7　后间隔旁路

（4）右前间隔旁路：Ⅱ、Ⅲ、aVF 导联 δ 向上；V_1 导联 δ 向下，主波呈 QS 型（图 16-8）。

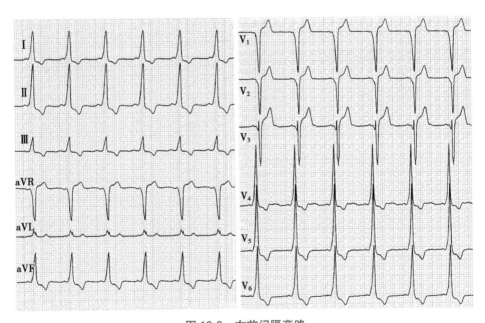

图 16-8　右前间隔旁路

（5）右中间隔旁路：Ⅱ、aVF、Ⅲ导联 δ 波顺序由直立变倒置；V_1 导联 δ 向下，主波呈 QS 型；胸前移行多在 V_2（图 16-9）。

（6）右侧游离壁旁路：V_1 导联 δ 波低平；胸前移行在 V_2 后；Ⅱ导联预激波位于等电位线；如果Ⅲ、aVF 导联预激波向下，旁道位于后侧壁。Ⅲ、aVF 导联预激波向上，旁道位于前侧壁（图 16-10）。

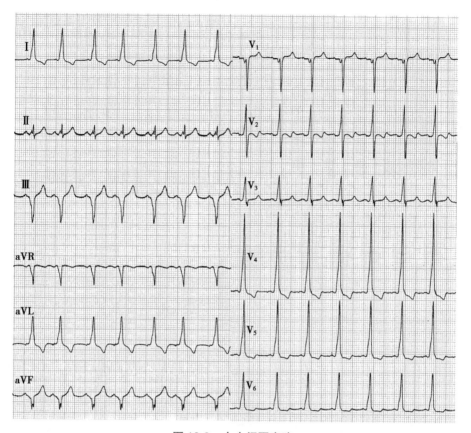

图 16-9　右中间隔旁路

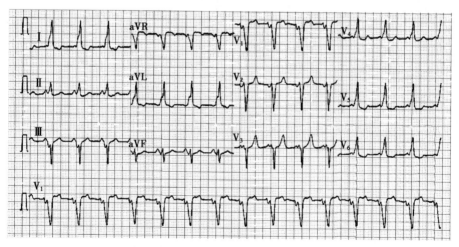

图 16-10　右侧游离壁旁路

（刘志军）

第十七章　室性心律失常的心电图初步定位

一、室性心律失常定位的意义与基础

1. 室性心律失常（ventricular arrythmia，VAs）的起源或出口有助于帮助判断心律失常的原因，同时对消融治疗的应用有指导作用。如流出道起源的室性心律失常多为特发性，消融治疗可使其获得根治。

2. 不同起源或出口的室性心律失常其 QRS 波形态可有差异，反映在不同的导联中可有相应的特征。在非器质性心脏病中，可根据 QRS 波的形态初步确定室性心律失常的起源或出口。

二、室性心律失常的心电图定位要点

1. 下壁导联的极性定上下

（1）Ⅱ、Ⅲ、aVF 导联 QRS 波主波向上，VAs 来自心室的上部。

（2）Ⅱ、Ⅲ、aVF 导联 QRS 波主波向下，则 VAs 起源于心室的下部（膈面、心尖或近瓣环后部）。

2. 胸前导联的束支阻滞类型或移行情况定左右

（1）胸前导联呈右束支传导阻滞者（V_1 呈单向、双向或三向 R 波或呈 qR 型），提示 VAs 来自左室。

（2）胸前导联呈左束支阻滞者（V_1 呈 QS、rS、qrS）。

1）额面电轴左偏：VAs 大多来源于右室。

2）额面电轴向下：可参考胸前导联的移行情况定左右（见下文"左右流出道起源的 VAs 的初步鉴别"）。

三、常见特发性室性心律失常的心电图特征

1. 流出道室性期前收缩 / 室性心动过速

（1）流出道有右心室流出道（RVOT）与左心室流出道（LVOT），其中前者在左

前,后者在右后,两者之间有室间隔。右室流出道上方与肺动脉窦(左窦、右窦、前窦)相连;其间隔面上部与主动脉左冠窦前部及右冠窦相邻(图17-1)。

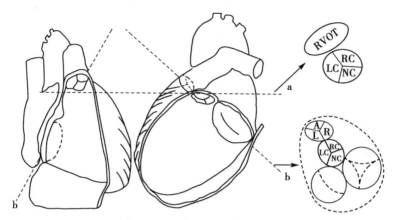

图 17-1　流出道的解剖示意图

(a:为左冠窦底水平的横切面;b:为经肺动脉窦及主动脉窦的切面。LC:左冠窦;RC:右冠窦;NC:无冠窦;L:肺动脉左窦;R:肺动脉右窦;A:肺动脉前窦;RVOT:右室流出道)

(2)流出道 VAs 的心电图特征

1)Ⅱ、Ⅲ、aVF 均呈 R 波。

2)aVR、aVL 多为 QS 型。

3)额面电轴向下。

(3)左右流出道起源的 VAs 的初步鉴别。

1)胸前导联如呈右束支阻滞图形,则起源于左侧。

2)胸前导联呈左束支阻滞图形,如移行在 V_2,则 VAs 主要起源于左室流出道;如移行在 V_4 及之后,则来源于右室流出道。当移行在 V_3 时,如果比窦性心律时的移行早,或 V_2 导联的移行比例(V_2 导联 R 波占总 QRS 波高度在 VA 与窦性心律时的比值,图17-2)≥0.6,则多来源于左室流出道。

3)aVL 与 aVR 相比,如果 aVL 的 QS 波较深,常在左边起源或出口;反之则在右侧(图17-3)。

4)当胸前导联移行较晚,且Ⅰ导联为正,aVL 也为正或低平时,VAs 常起源于右室流出道的低位室上嵴水平。

2. 左室特发性室性心律失常

(1)左后分支起源的室性心动收缩/室性心动过速(图17-4)。

1)V_1 呈右束支传导阻滞图形。

2)电轴左偏。

3)Ⅱ、Ⅲ、aVF 主波向下,呈 rS 型;Ⅰ、aVL 主波向上,呈 qR 型,类似于左前分支传导阻滞。

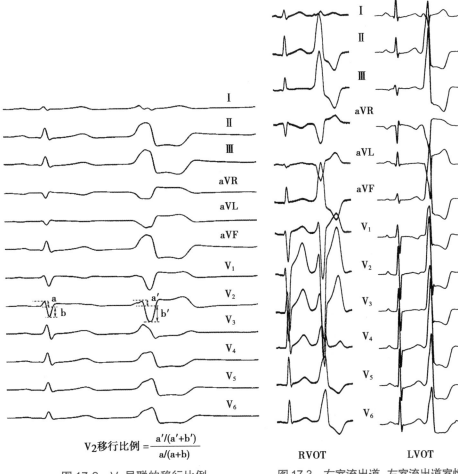

$$V_2移行比例 = \frac{a'/(a'+b')}{a/(a+b)}$$

图 17-2　V_2 导联的移行比例
（a：窦性心律时 V_2 的 r 波高度；b：窦性心律时 V_2 的 s 波深度；a'：室性期前收缩时 V_2 的 r 波高度；b'：室性期前收缩时 V_2 的 s 波深度）

RVOT　　　　　　LVOT

图 17-3　右室流出道、左室流出道室性期前收缩

4）V_4～V_6 有深 S 波，呈所谓"3S"征。

（2）左前分支起源的室性心动收缩／室性心动过速（图 17-5）。

1）V_1 呈右束支传导阻滞图形。

2）电轴右偏。

3）Ⅱ、Ⅲ、aVF 主波向上，呈 qR 型；Ⅰ、aVL 主波向下，呈 rS 型，类似于左后分支传导阻滞。

4）V_4～V_6 也常有深 S 波。

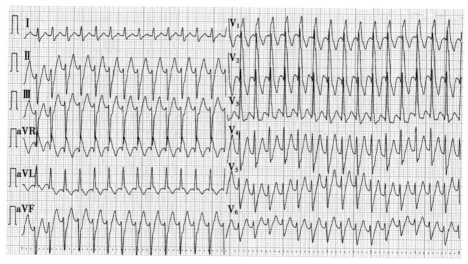

图 17-4　左后分支起源室性心动过速

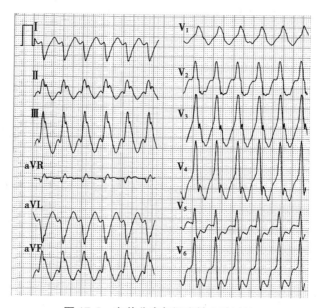

图 17-5　左前分支起源室性心动过速

（3）高位间隔分支型室性心动过速（图 17-6）。

1）V_1 无明显右束支传导阻滞图形。

2）QRS 时限多在正常范围。

3）额面电轴正常或右偏。

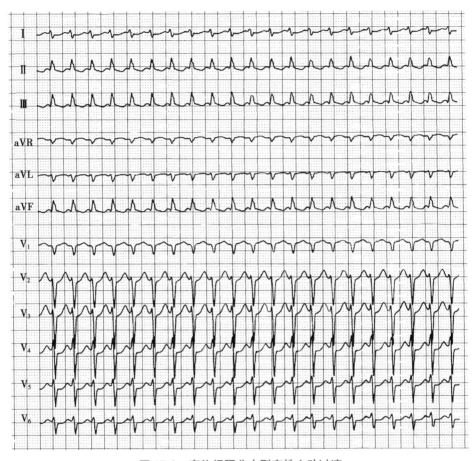

图 17-6　高位间隔分支型室性心动过速

（王礼春　冯　冲）

第三篇
高级实战病例篇

病例一 急性前壁心肌梗死

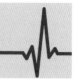

一、病史及诊疗经过

患者：68岁，男性，既往有糖尿病，高血压病史。因"反复心前区闷痛一周"，以"急性冠脉综合征"被收入院。当时心电图各导联未见明显 ST-T 改变（图 C1-1）。入院 1h 后，患者再次出现心前区闷痛，程度较前为重，伴出汗，即查心电图，可见 $V_1 \sim V_4$ 导联 T 波基底部增宽、T 波高耸直立、升降支不对称，ST-T 融合形成单向曲线（图 C1-2）。诊断为急性前壁 ST 段抬高型心肌梗死（STEMI），遂决定采取溶栓方式（尿激酶 150 万 IU）进行血管再灌注治疗[当地医院不具备急诊经皮冠状动脉介入治疗（PCI）条件]，过程中未见任何心律失常，症状缓解也不明显，溶栓后 2h 复查心电图见 V_1 导联 r 波减小，$V_1 \sim V_4$ 导联 ST 段上斜或水平型抬高 $0.1 \sim 0.3$mV，T 波高尖直立，但有所回落（图 C1-3），心电图提示溶栓不成功。2h

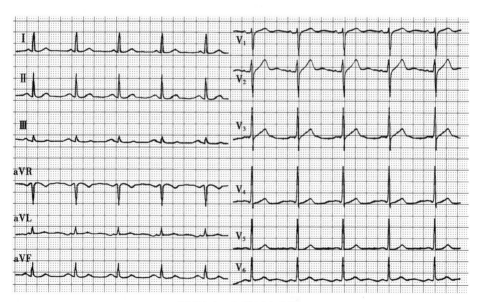

图 C1-1　入院时心电图

后再复查心电图见 V_1 呈 QS 型，$V_2 \sim V_4$ 导联 R 波明显减少，其中 V_2、V_3 导联呈 rS 型，$V_3 \sim V_4$ 导联 ST 段进一步抬高，T 波仍直立（图 C1-4）。

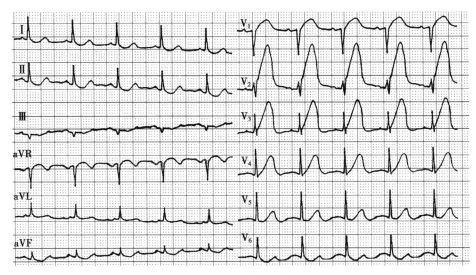

图 C1-2　胸痛时心电图

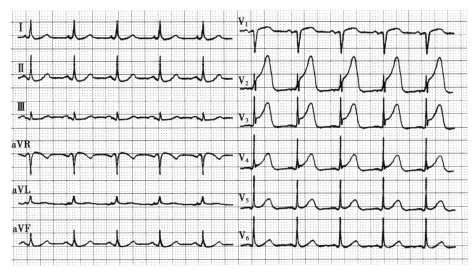

图 C1-3　溶栓 2h 后心电图

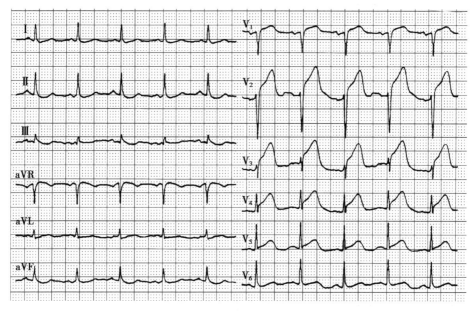

图 C1-4　溶栓 4h 后心电图

二、要点分析

1. 急性 ST 段抬高型心肌梗死的心电图演变规律　急性 ST 段抬高型心肌梗死的心电图呈动态演变，可分为超急性期、急性期、亚急性期和陈旧期（具体见"第五章　心肌缺血与梗死"）。图 C1-2 为胸痛发作开始不久的心电图，$V_1 \sim V_4$ 导联 T 波高尖，并且上升支与 ST 段融合形成单向曲线，同时 $V_1 \sim V_2$ R 波较入院时有所降低，表现为急性期的心电图改变，说明患者超急性期单纯的 T 波高尖持续时间很短，刚好没被记录到。

2. 心肌梗死溶栓成功的标准　急性心肌梗死溶栓成功与否，除冠状动脉造影直接观察外，临床常用的指标有：①溶栓 2h 内症状缓解或明显减轻；②溶栓 2h 内升高的 ST 段下降大于 50%；③出现再灌注心律失常；④肌酸激酶同工酶（CK-MB）峰值前移到发病 14h 之内。此 4 项中如有 2 项或以上即可判断为再通（①＋③除外）。本例患者中溶栓后 4h 内，①、②、③条均未出现，提示溶栓不成功。

三、知识拓展

1. 急性 ST 段抬高型心肌梗死的诊断　根据 2018 年第四次心肌梗死的全球定义，急性心肌梗死定义为在心肌损伤证据（肌钙蛋白升高）的基础上，有与心肌缺血相关的心肌坏死的临床表现。但由于 STEMI 需要立即进行一些治疗措施以改善患者的预后，临床上只要有持续胸部不适等提示心肌缺血的症状，加上心电图至少两个相邻导联 ST 段抬高就可考虑 STEMI，需立即进行再灌注治疗，而不需要等待心肌损伤的证据来确诊后再进行。

2. 急性 ST 段抬高型心肌梗死再灌注治疗的处理原则

1）原则上发病≤12h 且 ST 段持续抬高者；或发病虽超过 12h，但症状仍然存在并进行性加重，血流动力学不稳定或反复发生危及生命的心律失常，均推荐进行再灌注治疗。

2）再灌注治疗的流程与要求：如果发病在 12h 之内，接诊医院如有急诊 PCI 能力，则立行急诊初始 PCI 治疗，要求在 60min 内血管再灌注；如接诊医院无急诊 PCI 能力，估计转院行 PCI 时间会<120min，则转院进行 PCI，否则直接进行溶栓治疗，要求溶栓剂进入体内的时间<10min。

（刘志军　肖平喜）

病例二 急性下壁心肌梗死

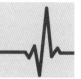

一、病史及诊疗经过

患者：男，65岁，因"胸痛4h"入院，入院时查血压110/70mmHg，脉搏70次/min，双肺呼吸音清，未闻及干湿性啰音。既往有高血压病史；吸烟近30年，每天一包左右。入院十二导联心电图（图C2-1）见Ⅱ、Ⅲ、aVF导联T波高尖，ST段抬高，同时Ⅰ、aVL导联ST压低，呈镜影样改变，诊断"急性下壁心肌梗死"，但该患者V₆导联也见ST段抬高，aVR导联ST段压低，提示患者梗死范围较大，可能存在后壁心肌梗死，加做后壁与右室导联心电图（图C2-2），证实有后壁受累。急行冠状动脉介入治疗（PCI），造影见患者左旋支细小，右冠中远段血栓形成并完全闭塞，抽吸血栓开通闭塞部位后，见患者右冠明显优势，

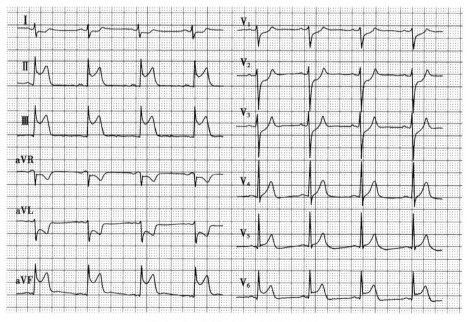

图 C2-1 入院时十二导联心电图

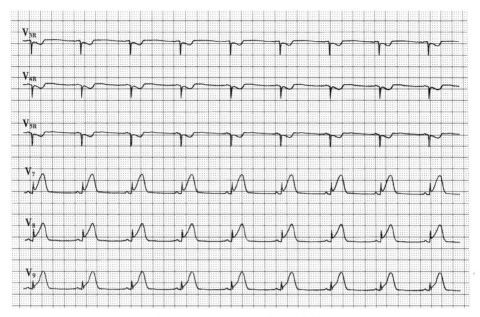

图 C2-2 后壁、右室导联心电图

有粗大的左室后支。但此时患者出现心率减慢,血压降低,心电图示三度房室传导阻滞并交界性逸搏心律(图 C2-3),为再灌注心律失常;推注阿托品、多巴胺后,三度房室传导阻滞消失(图 C2-4)。

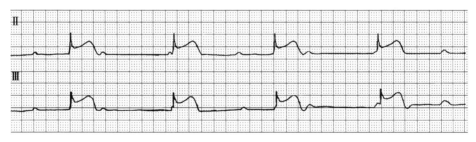

图 C2-3 再灌注心律失常

二、要点分析

1. 由于下壁心肌可由右冠状动脉(RCA)或左冠状动脉的旋支(LCX)供血支配,心肌梗死时常同时累及右室或后壁,因此在常规十二导联心电图检查提示下壁心肌梗死时,均要求增加记录后壁($V_7 \sim V_9$)及右室导联($V_{3R} \sim V_{5R}$)。本例中,下壁 II、III、aVF 导联 ST 段抬高、T 波直立的同时,常规心电图表现出的 V_6 导联

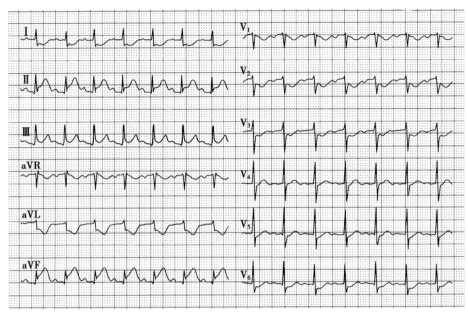

图 C2-4　术后血管再通心电图

ST 抬高,及 V_1~V_2 导联 ST 段下降,也提示有后壁心肌梗死可能。

2. 再灌注心律失常是急性心肌梗死血管再通时的常见现象,也是判定心肌梗死溶栓成功的标志之一。不同部位的心肌梗死,再灌注心律失常的类型有一定的规律。一般情况下,下壁心肌梗死者主要表现为心率减慢,三度房室传导阻滞;前壁心肌梗死者主要为加速性室性自主心律或室性心动过速、心室颤动。因而在行急诊 PCI 时,下壁心肌梗死者可术前放置一个临时起搏电极,前壁者除术前静脉应用 β- 受体阻滞剂外,术中贴好除颤电极,以备需要时快速应用。本例中,由于术前未准备好临时起搏,发生三度房室传导阻滞时只能仓促应用阿托品、多巴胺等药物,使心率急速升高,增加心肌的氧耗。

三、知识拓展

1. 下壁心肌梗死 80% 由右冠(RCA)闭塞引起,其余由左旋支(LCX)病变所致,罕见的由绕行到后室间沟的粗大前降支受累所致。

2. 下壁合并右室心肌梗死的心电图判断详见"第十二章　心肌梗死的特殊类型"。而常规十二导联心电图 V_1、V_2 导联的 ST 段下降、R 波增高常提示合并有后壁心肌梗死存在,这是由于 V_1、V_2 与 V_7~V_9 近似"镜影"。

3. 下壁心肌梗死相关冠脉的心电图预测(图 C2-5)

(1)ST_{III}抬高 /ST_{II}抬高 >1,以及 I、aVL 导联 ST 段压低 >0.1mV 提示 RCA 闭塞,且一般情况 aVL 导联的 ST 压低较 I 导联深。

（2）ST_{III}抬高$/ST_{II}$抬高 <1，aVL 导联 ST 段轻度抬高或在等电位线上，提示 LCX 闭塞。

（3）V_1 导联 ST 段抬高，或有经典的 V_{4R} 导联 ST 段抬高的右室心肌梗死的表现，提示 RCA 闭塞且在近端。

（4）下壁心肌梗死相关冠脉血管的分析流程。

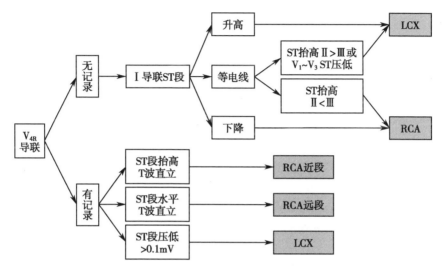

图 C2-5　下壁心肌梗死相关冠脉预测流程
（LCX：左冠状动脉旋支；RCA：右冠状动脉）

（李林华　蔡乙明）

病例三 Wellens综合征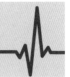

一、病史及诊疗经过

患者：69岁，老年男性，因"发作性胸痛20余天"入院。患者于20余天前开始，反复无明显诱因出现胸部不适，偶伴有疼痛，持续不到1min可自行缓解。既往高血压、糖尿病、高脂血症病史2年。入院查体无异常。

入院前三天曾于门诊就诊，刚好于患者胸痛症状明显时查心电图提示：窦性心律，$V_2 \sim V_4$ 导联T波呈正负双向（图C3-1）。门诊医师考虑心电图无异常，建议患者回家观察，并给予口服药物对症治疗。

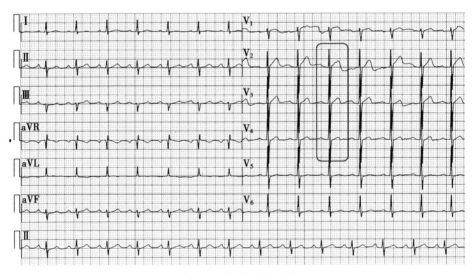

图C3-1　门诊时心电图
（方框提示 $V_2 \sim V_4$ 导联T波正负双向）

因仍有症状发作，病人以"急性冠脉综合征-不稳定型心绞痛"收入院。入院时复查心电图（图C3-2）提示：$V_2 \sim V_4$ 导联T波呈正负双向，倒置部分较门诊时加深，V_5 导联T波由直立变低平。检查心肌损伤标志物cTnT阴性。

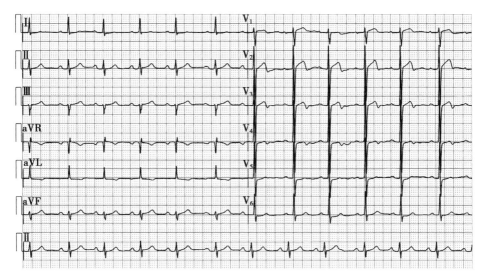

图 C3-2　入院时心电图
（T 波倒置程度加深）

入院次日患者再次出现胸痛症状，持续 1min 后缓解，性质同前，查心电图（图 C3-3）提示：V_2～V_4 导联 T 波双向且倒置加深，V_5 导联 T 波也出现倒置。考虑患者冠脉情况不稳定，决定紧急造影。

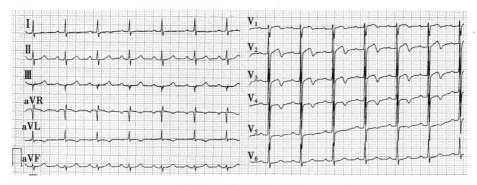

图 C3-3　造影前心电图
（T 波倒置加深）

冠脉造影结果（图 C3-4），提示前降支近段次全闭塞，心肌梗死溶栓治疗（TIMI）血流 I 级，给予支架植入后，前降支血流恢复至 TIMI III 级。

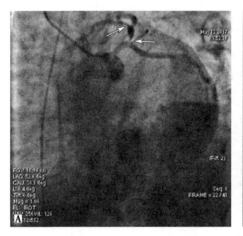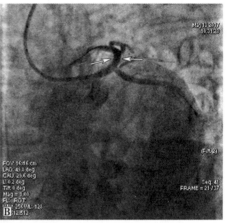

图C3-4 冠脉介入图

（A：患者支架前，前降支近段次全闭塞；B：患者支架植入术后，血流恢复）

二、要点分析

患者因反复发作心绞痛入院，入院前曾就诊于本院门诊，虽胸痛明显，但心电图只提示 V_2～V_4 导联 T 波双向，其余无明显异常。门诊医生考虑患者未见 ST 段抬高或压低，T 波也并未出现高耸及倒置情况，建议患者回家口服药物对症治疗，而忽略了 Wellens 综合征心绞痛症状与心电图表现不同步的情况：即先有不稳定型心绞痛发作的病史，或心绞痛发作在前，心电图 T 波改变常出现在胸痛缓解后数小时或数天（多数在 24h）的无症状期。入院后患者 T 波倒置加深，进一步提示 Wellens 综合征可能性，造影提示前降支近段次全闭塞，明确为 Wellens 综合征。

三、知识拓展

1. Wellens 综合征的临床特征

（1）Wellens 综合征由 Hein J. J. Wellens 于 1982 年首次提出，是指部分由严重的左前降支近段狭窄（通常 >75%）所致的不稳定型心绞痛患者，胸前导联出现特征性的 T 波正负双向或倒置（图 12-7），并易进展为广泛前壁心肌梗死的一组临床综合征（详见"第十二章 心肌梗死的特殊类型"）。

（2）Wellens 综合征的特征性 T 波改变往往出现在胸痛的缓解期，与心绞痛的症状分离。在部分不稳定型心绞痛患者中，心绞痛发作终止后，胸前导联 V_2～V_4（有时也可扩展到 V_1～V_6）T 波出现对称性加深倒置或双向，持续时间数小时至数周不等。

（3）心肌损伤标志物阴性或轻度升高。

2. Wellens 综合征特征性 T 波产生的机制

（1）确切机制尚不十分清楚，可能与严重心肌缺血所致的心肌顿抑、心肌冬眠或心肌组织的水肿及其恢复转化有关。另外心肌缺血及缓解所致的心功能与室壁张力的改变也可能参与其中。

（2）部分病人可出现心肌损伤标记物的轻度增高，说明心肌有损伤或坏死，但这种损伤、坏死因深度浅（较心内膜下心肌梗死还要浅），不足以引起 QRS 波及 ST 段的动态演变过程，只能够引起 T 波的特征性变化。

（赵运涛　王　浩）

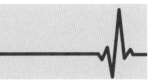

一、病史及诊疗经过

患者：42 岁，男性，1 个月前于开车时突感胸骨后压榨性疼痛，休息 30min 后自行缓解，急诊心电图未见"特殊"异常后自行回家休息。此后 3～4d 反复发作胸痛，位置同前，皆在休息 30min 后缓解。入院前 3h 症状再发，疼痛加剧，伴冷汗、头痛、下颌关节酸痛，无恶心、呕吐，无后背痛。既往无高血压、糖尿病等慢性病史。入院时心电图如下（图 C4-1），急查血常规及腹部 B 超未见异常，而心肌损伤标志物肌红蛋白>400ng/ml，肌钙蛋白 I（TnI）0.58ng/ml，提示心肌梗死。

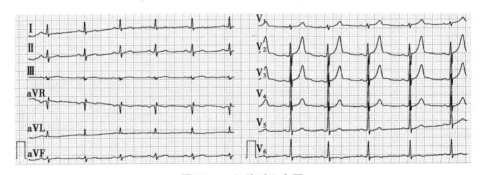

图 C4-1　入院时心电图

急行冠脉造影，结果发现左回旋支（LCX）95% 局限性狭窄及钝缘支（OM）80% 局限性狭窄（图 C4-2A），并植入支架 1 枚（图 C4-2B）。

同时 SPECT 显示住院时患者心脏左后基底灌注较差（图 C4-3A，白色箭头所示），随访 18 个月后该处心肌灌注改善（图 C4-3B）。

二、要点分析

患者入院时有胸痛的症状，心肌损伤标志物的升高，心电图示 V_2、V_3 导联 T 波高尖，极易认为是"前间壁心肌梗死"超急性期，而冠脉造影及 SPECT 提示梗死相关的血管应为左旋支，需要仔细鉴别。

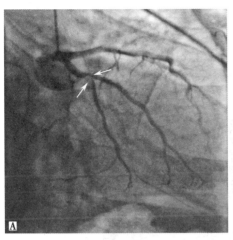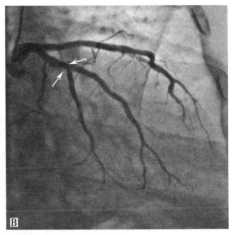

图 C4-2 冠脉介入图
（A：造影显示 LCX、OM 局限性狭窄；B：植入 1 枚支架后显示 TIMI 3 级血流）

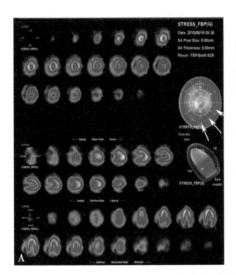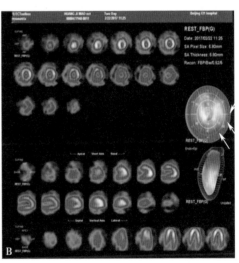

图 C4-3：心肌 SPECT 灌注图
（A：住院时；B：出院 18 个月后复诊）

三、知识拓展

1. T 波向量前置化：$T_{V_2} > T_{V_6}$

（1）正常的 T 波综合向量与 QRS 波的类似，大致指向左侧、瞄向心尖部（V_4 导联及 V_5 导联之间），所以投影量在 V_6 导联上相较于 V_1、V_2 导联更多，呈现高直 T 波，$T_{V_6} > T_{V_2}$。

（2）如果 T 波综合向量向右前偏移，可造成 $T_{V_2}>T_{V_6}$ 这种异常现象，称为 T 波向量前置化；此时 V_2 导联 T 波高尖、V_6 导联 T 波接近等电位线。

2. 回旋支病变与 T 波向量前置化　当回旋支病变造成侧壁心肌缺血坏死后，由于左后的向量缺失，T 波的综合向量偏移转至前胸导联，尤其是 V_1 导联及 V_2 导联，即产生所谓的 T 波向量前置化（图C4-4）。

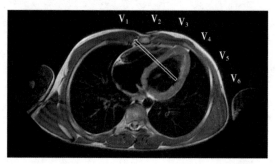

图 C4-4　侧壁心肌缺血坏死至 T 波综合向量前置化
（黄色箭头指向 V_1/V_2 导联，背离 V_5/V_6）

3. 国际上目前并无文献统计数据支持 $T_{V_2}>T_{V_6}$ 对诊断侧壁心肌梗死的灵敏性及特异性，但从多个临床案例分析可见，临床中患者一旦出现：①胸痛病史；②肌钙蛋白升高；③以及 $T_{V_2}>T_{V_6}$ 这种不常见的心电图时，应高度怀疑 LCX 病变所致的心肌梗死。

（赵运涛　王　浩）

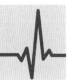

病例五　急性肺动脉栓塞

一、病史及诊疗经过

患者：75 岁，女性，因"胸痛伴呼吸困难 1d"入院。入院时 BP 100/70mmHg，P 115 次/min，R 20 次/min，指脉氧（SpO$_2$）90%。既往有高血压病史十余年，否认有糖尿病。入院时心电图（图 C5-1）；检查 D- 二聚体（D-dimer）14 400ng/ml、肌钙

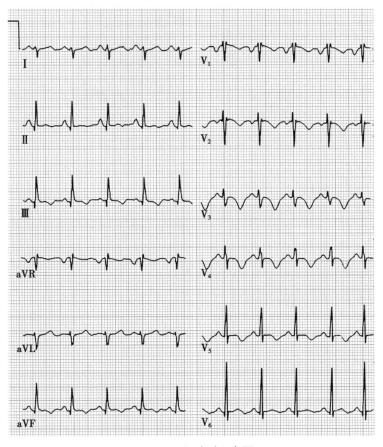

图 C5-1　入院时心电图

蛋白 I（TnI）2.67ng /ml、肌酸激酶（CK）362IU/L、B 型利钠肽（BNP）856pg/ml；床边彩超示右心房增大（RA 55mm×38mm），右心室增大（RV 31mm），肺动脉压力71mmHg。临床考虑肺动脉栓塞，急诊肺动脉 CTA 提示双侧肺动脉主干及近端分支栓塞（图 C5-2），确定诊断。随后予重组组织型纤溶酶原激活剂（rt-PA）100mg溶栓，并用磺达肝癸钠注射液（安卓）2.5mg 及华法林片 3mg 抗凝。

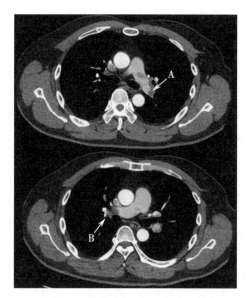

图 C5-2　肺动脉 CT（A、B 为血栓）

二、要点分析

患者有胸痛症状，心电图多个连续导联 T 波倒置，肌钙蛋白高，高度怀疑非ST 段抬高型心肌梗死。但患者心电图 T 波倒置同时出现在前壁导联（$V_1 \sim V_5$）及下壁导联（Ⅲ、aVF），并存在 $S_1 Q_{\mathrm{III}} T_{\mathrm{III}}$，需警惕肺动脉栓塞。体检患者血压偏低，心率快，血氧低，但双肺无明显湿啰音，也提示肺动脉栓塞诊断。急查 D-dimer 升高，超声提示肺动脉压增高进一步支持肺栓塞，最后经肺动脉 CTA 而确诊。

三、知识拓展

1. 急性肺动脉栓塞（acute pulmonary embolism，APE）

（1）APE 是临床较为常见、死亡率极高的急症，许多 APE 患者在确诊前已经死亡，因此及时的诊断和治疗对挽救患者的性命及改善长短期预后极为重要。

（2）中、高危 APE 易被误诊为急性冠脉综合征，正确诊断率不足 50%，因此提高 APE 的诊断水平尤为重要。肺动脉高分辨 CT（CTPA）及肺动脉造影在 APE 诊断中具重要价值，是目前诊断 APE 的金标准，但常因急症患者血流动力学紊乱及生命体征不稳定难以实施。

3）心电图是临床上最便捷、廉价、无创伤、可床边快速解读的一种诊断方法，常作为胸痛及呼吸困难患者的首次检测项目，对没有 CTPA 的基层医疗单位仍可迅速施行。

2. 肺动脉栓塞的心电图表现

（1）典型及常见心电图表现（参见"第七章　临床常见的危急心电图"，图 7-8，图 11-1，图 C5-1，图 C5-3）

1）$S_IQ_{III}T_{III}$，指 I 导联有深的 S 波（振幅>0.15mV），III 导联有 Q 波及倒置 T 波。见于 20% 的急性肺栓塞患者。

2）T 波倒置：是右室张力增加所致。主要出现在右胸导联 $V_1 \sim V_3$，有时可累及 $V_4 \sim V_5$ 导联及下壁导联（II、III、aVF）。见于 34% 的急性肺栓塞患者并与肺动脉压力增高有关。

3）V_1/aVR 优势 R 波：是急性右室扩张的表现。

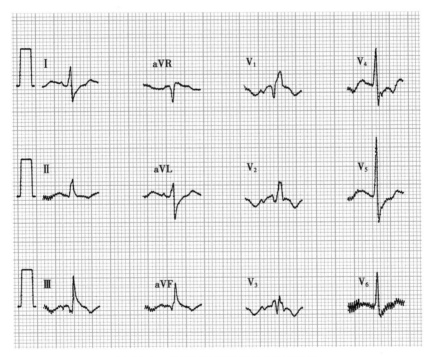

图 C5-3　急性肺动脉栓塞的心电图改变

（2）相对少见的心电图改变

1）肺性 P 波：见于 9% 的患者，P_{II}>0.25mV。

2）完全性或不完全性右束支传导阻滞：见于 18% 的患者。

3）其他：电轴右偏（16%），窦性心动过速（44%），房性心律失常（8%）等。

（3）aVR 导联 ST 段抬高在 APE 中的应用

1）aVR 导联 ST 段抬高在临床上可反映多种疾病，不仅可用于诊断左心室的病变，如冠脉左主干及三支血管病变，也可以反映右心室病变或右心室超负荷，可出现在 APE 中（图 C5-3）。

2）aVR 导联 ST 段抬高与临床严重程度有关：aVR 导联 ST 抬高时，患者发生低血压、肌钙蛋白阳性的机会更多；更倾向于溶栓治疗；患者的总体死亡率和住院期间的并发症发生率也显著增高。

3. 肺动脉栓塞与急性冠脉综合征的鉴别见"第十一章　急性心肌梗死的心电图鉴别"。

（郭　军）

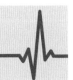

病例六　心房颤动并预激

一、病史及诊疗经过

患者：女性，40岁，发作性心悸2年，再发30h急诊入院。体查：BP 90/60mmHg，心脏听诊节律不整，第一心音强弱不等。心电图见P波不清，QRS 波宽窄不一，节律不整，最短RR间期<250ms（如最后一个RR间期），平均心室率为180次/min，提示为心房颤动合并预激（图C6-1）。考虑到患者血压已降低，同时最小RR间期较短，在心电监护下静注50mg丙泊芬麻醉后，应用200J双向同步电复律，转为窦性心律，心电图提示为B型预激。

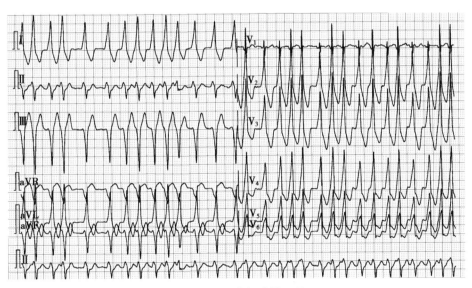

图 C6-1　心房颤动并预激

二、要点分析

心房颤动并预激可由于快室率导致心室充盈不足或无效收缩，出现心输出量急剧下降所致的症状。当旁路的不应期很短时(最短RR间期≤180ms或平均RR间期≤250ms),有可能诱发心室颤动以至猝死。因而是临床的危症之一,需快速恢复窦性心律或控制心室率。

三、知识拓展

1. 心房颤动合并预激是猝死的原因之一,其危险因素包括:RR间期<250ms;既往有症状性心动过速发作;同时存在多条旁路;伴有Ebstein畸形等。

2. 心房颤动合并预激的心电图鉴别

(1)鉴别内容

1)阵发性室上性心动过速伴差异性传导。

2)单型性室性心动过速。

3)心房颤动伴差异性传导。

4)多形性室性心动过速。

(2)鉴别要点

1)RR间期:①节律,室上性心动过速伴差异性传导与单型性室性心动过速RR间期绝对规整;多形性室性心动过速相对规整;心房颤动伴差异性传导或合并预激时绝对不规整。②长短,心房颤动合并预激者,由于旁路前传缺乏递减性,同时旁路的不应期可较短,RR间期可较短,甚至小于200ms。

2)差异性传导的心电图特征:差异性传导多呈束支阻滞图形,以右束支阻滞居多;心房颤动伴差异性传导者多在长RR间期后的短RR间期的QRS波中出现。

3)QRS波的极性与宽度:QRS波的极性,在多形性室性心动过速,其前中后各部分均多变;而预激者,如非为完全预激,QRS波为融合波,其后半部分相对保持一致,极性相同。QRS波的宽度在心房颤动并预激者一般有与RR间期相反的规律,即RR间期长时,QRS波较窄,而RR间期短时则QRS波较宽,这是因为旁路与房室结不应期的差别,与RR间期缩短时心室激动由旁路前传的成分可能增多有关。

3. 心房颤动并预激的处理

(1)转复窦性心律

1)症状明显或血流动力学不稳定时,可同步直流电复律。

2)血流动力学稳定时,可先选用药物复律:可选的药物为普鲁卡因胺、依布利特、普罗帕酮等;禁用洋地黄、β-受体阻滞剂及钙离子拮抗剂(维拉帕米、地尔硫草)等延长房室结传导时间和不应期的药物。口服胺碘酮可减慢旁路前传,但静脉应用需要谨慎,因为有应用过程中出现室率加快或导致心室颤动的报道。

(2)消融治疗:为根治方法,在反复电复律或药物无效时,甚至可急诊进行。

(王礼春)

病例七 心房扑动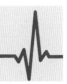

一、病史及诊疗过程

患者：女性，56岁，"突发心悸30min"急诊入院。十年前有房间隔外科修补术史。查体：神清；血压150/90mmHg；心率80次/min，心律不齐，心音强弱不等；呼吸20次/min。血氧、肌红蛋白、肌钙蛋白、D-二聚体均正常。入院心电图提示心房扑动不规则下传，心房率190次/min，平均心室率90次/min，同时伴完全性右束支传导阻滞（图C7-1）。

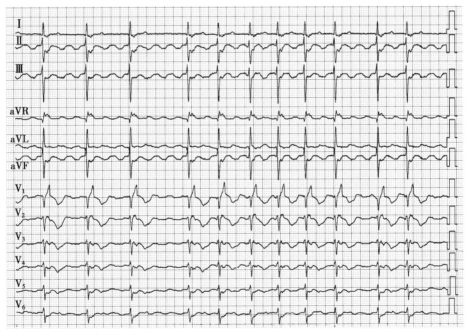

图C7-1 入院时心电图

接诊医生给以普罗帕酮（心律平）70mg静脉推注。过程中患者诉心慌加剧（图C7-2），进而突然意识丧失，抽搐，心电图提示心室颤动（图C7-3），立即电除颤，转复为窦性心律。

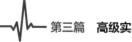
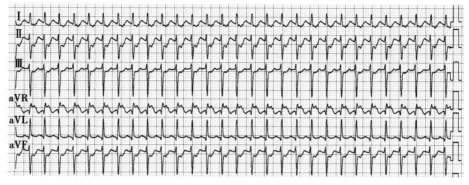

图 C7-2 静推普罗帕酮后心电图
（心房扑动变成1∶1下传，心室率170次/min）

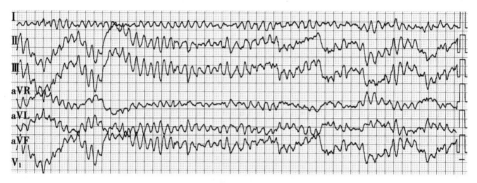

图 C7-3 意识丧失时心电图
（心律蜕变为心室颤动）

二、要点分析

1. 患者初入院，听诊时心律绝对不整，心音强弱不等，类似"心房颤动"听诊的特点，其原因是规则的心房扑动心律不规则下传所致。类似情况还可出现在紊乱房性心律等情况。

2. 本例患者出现心室颤动的原因，是由于普罗帕酮在静脉推注过程中，心房扑动的折返激动速度减慢，心房率降低，但此时房室结传导功能降低不明显，心房激动反而能1∶1下传，心室率急剧增加，使心电不稳定，导致了心室颤动。

三、知识拓展

1. 心房扑动的治疗取决于患者的临床表现和血流动力学状态，包括复律、控制心室率、抗凝、消融等措施。

2. 复律

（1）直流电复律：同步直流电复律，50～100J，转复成功率 >90%，双相波比单相波的复律成功率更高。血流动力学不稳定或伴严重症状的患者首选。

（2）心房超速起搏：适用于伴病态窦房结综合征或转复后有可能出现严重心动过缓等不宜电复律者。可经食道或直接起搏心房，常用快于心房频率 10～20次/min 的起搏频率开始。

（3）药物复律：适用于症状稳定者，可用的药物有Ⅰa类（如奎尼丁）、Ⅰc类（如普罗帕酮）和Ⅲ类（如伊布利特，胺碘酮等）抗心律失常药。但在应用Ⅰ类抗心律失常药物之前，一定要先用控制心室率的药物有效减慢房室传导，以免随着心房扑动频率的减慢，出现 1:1 的房室传导，心室率突然增加，引起症状加重或出现本例一样的严重心律失常。

3. 心室率控制　常用的药物有β-受体阻滞剂，钙离子拮抗剂（维拉帕米、地尔硫䓬），胺碘酮，洋地黄等。

4. 抗凝治疗　虽然血栓栓塞的风险较心房颤动少，但目前推荐其抗凝策略与心房颤动相同。

5. 消融治疗　通过消融的方式从解剖及电学上阻断折返环路，可以有效地根治心房扑动。由于成功率高，并发症也相对较少，可作为一线治疗方法。

（肖平喜　王礼春）

病例八 乌头碱中毒致双向性室性心动过速

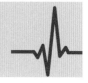

一、病史及诊疗经过

患者：88岁老年男性，因"1d内晕厥3次"就诊于急诊，自述每次晕厥前自感心悸，后意识丧失，既往胸闷及肩背不适病史20年，未予系统检查及正规治疗，常口服中药汤剂辅助治疗（含有附子制剂）。有慢性肾功能衰竭及心力衰竭病史多年，否认家族猝死史及地高辛使用史。查体：心率150次/min，血压91/81mmHg，心脏听诊未闻及病理性杂音，双下肢水肿。检查：血Na^+ 139.7mmol/L，K^+ 4.7mmol/L，血清肌酐（Scr）240μmol/L，氨基末端B型利钠肽前体（NT-proBNP）12 000pg/ml；血气分析、D-dimer、肌钙蛋白无明显异常；急诊心电图（图C8-1）。

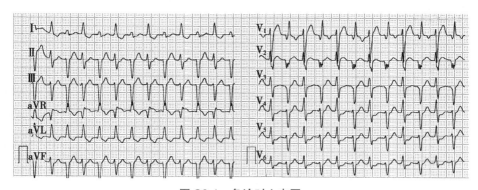

图 C8-1 急诊时心电图

二、要点分析

患者急诊心电图提示宽QRS波心动过速，心室率150次/min。QRS波呈两种形态交替出现（V_1导联右束支和左束支交替），诊断为双向性室性心动过速（bidirectional ventricular tachycardia，BVT）。结合患者病史（附子应用史）考虑因慢性肾功能不全致附子应用过量，导致乌头碱中毒，引起双向性室性心动过速。

166

三、知识拓展

1. 双向性室性心动过速

（1）双向性室性心动过速（双向性室性心动过速）于1922年首次作为地高辛中毒的心电图表现而被报告。近年来，发现越来越多的临床情况伴发双向性室性心动过速，几乎都是心肌弥漫性病变，如地高辛中毒、乌头碱中毒、儿茶酚胺敏感性多形性室性心动过速，最近还有报道双向性室性心动过速可在心肌炎、心肌梗死、应激性心肌病、嗜铬细胞瘤等情况下出现。

（2）双向性室性心动过速心电图表现

1）同一导联出现两种形态的宽QRS波，其额面电轴呈左偏、右偏交替出现。典型者呈现QRS主波方向"一上一下"的表现，但这种特点的心电图改变并不是同时存在于所有导联。

2）多呈非持续性，可反复发作。

3）发作间期可有与双向性室性心动过速形态相同的两种形态的室性期前收缩发生。

（3）双向性室性心动过速的机制：双向性室性心动过速的机制目前仍不明确，在不同的病理条件下可能不一样，有同一起源或折返，经双出口交替传出假说；或双源异位起搏点交替夺获心室等。

2. 乌头碱中毒

（1）乌头碱是存在于川乌、草乌、附子等植物中的主要有毒成分。中毒症状以神经系统和循环系统的为主，其次是消化系统症状。乌头碱可经消化道和破损皮肤快速吸收，多数急性乌头碱中毒患者在30min内出现临床症状。口服纯乌头碱0.2mg即可中毒，3～5mg可致死。

（2）乌头碱中毒致心律失常主要机制

1）强烈兴奋迷走神经，使节后神经纤维释放大量乙酰胆碱，从而降低了窦房结的自律性和传导性，延长其绝对和相对不应期，使心肌（心房和心室）内异位节律点兴奋性增强，产生各种心律失常。

2）直接作用于心肌，如增加钠通道的开放或诱发心肌细胞的凋亡等，使心肌各部分兴奋、传导和不应期不同步而易形成折返，从而发生严重室性心律失常。

（3）乌头碱中毒心电图多变而复杂，可同时或先后出现多种心律失常，可从偶发期前收缩，变为频发多源多形性期前收缩，以及阵发性室性心动过速；严重病例甚至出现尖端扭转型室性心动过速、心室颤动，从而导致死亡，为乌头碱中毒死亡的主要原因。

（4）治疗乌头碱中毒无特效解毒药，急性中毒入院后，应立即进行洗胃（服用6h内）、催吐、导泻、利尿等治疗，必要时采取血液滤过，促进毒物快速清除。尽管乌头碱中毒可出现神经系统、心血管系统及消化系统症状，但其致命性及疾病的转归均和室性心律失常有关，故在抢救治疗乌头碱中毒时对心电图的检查不容忽视。治疗的关键在于及时有效地控制心律失常，阻断其发展，防止严重心律失常的发生。

（赵运涛 王 浩）

病例九 Coumel定律揭示宽窄QRS波并存的心动过速

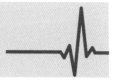

一、病史及诊疗经过

患者：男性，40岁，因"反复发作头晕、黑矇半年，晕厥1次"就诊。患者近半年来无明显诱因反复发作头晕伴黑矇、胸闷，每次持续约数秒至数十秒不等，伴晕厥1次，1min后自行苏醒，无肢体无力、麻木，无抽搐。曾在当地查动态心电图片段如下（图C9-1，图C9-2），被诊断为"频发房性期前收缩，短阵房性心动过速，短阵室性心动过速"。入院后查体，血常规、肝肾功能、心肌损伤标志物、心脏彩超等均未发现异常。仔细观察患者的动态心电图片断，推定患者为左侧游离壁旁路介导的室上性心动过速，非室性心动过速。行心内电生理检查证实并行消融术，术后无再发作。

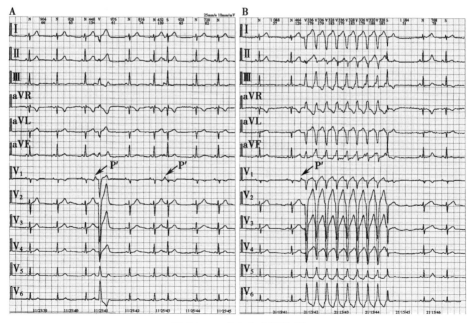

图C9-1 动态心电图片段

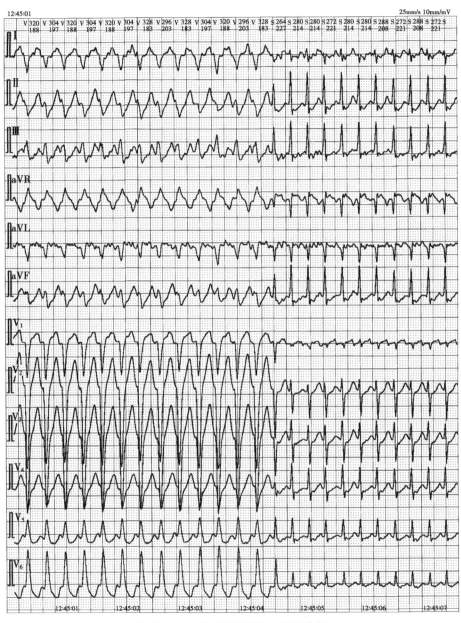

图 C9-2　心动过速时动态心电图片段

二、要点分析

1. 图 C9-1A 提前产生宽的 QRS 波前方有一相关 P′，为房性期前收缩伴左束支差异性传导，被误判为室性期前收缩；图 C9-1B 宽 QRS 波心动过速的第一个波前方也可见相关 P′，QRS 波的形态也与 A 图中的相似，应考虑为室上性心动过速伴差异性传导，被误判为室性心动过速。

2. 图 C9-2 为宽窄 QRS 波并存心动过速，分析宽窄 QRS 波并存心动过速因遵循"就窄不就宽"的原则，考虑室上性心动过速，因为室性心动过速与室上性心动过速两种性质的心律失常表现为无缝连接的可能性几乎为零。结合该患者有上述的房性期前收缩伴差异性传导，同时心动过速发作时宽 QRS 形态与差异性传导的房性期前收缩形态相近，诊断宽 QRS 波心动过速为室上性心动过速伴差异性传导。

3. 如图 C9-3，放大宽窄 QRS 波移行时的图形，可见宽 QRS 波（左束支传导阻滞形态）时的 RR 间期大约为 320ms，比窄 QRS 波时的 RR 间期（280ms）延长了40ms 左右，根据 Coumel 定律诊断为左侧游离壁旁路逆传的顺向型房室折返性心动过速。

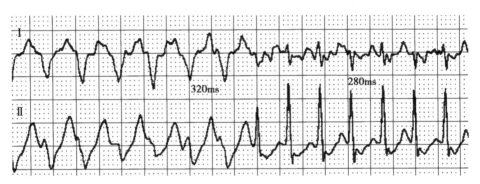

图 C9-3　宽窄 QRS 波心动过速时的 RR 间期

三、知识拓展

1. **Coumel 定律**　Coumel 定律又称 Coumel-Slama 定律，由 Coumel 在 1973 年提出。Coumel 定律认为当房室旁路位于游离壁时，如出现旁路同侧的功能性阻滞，将使心动周期延长 35ms 以上，而旁路对侧的功能性阻滞对心动周期无影响。

2. **Coumel 定律的机制**　如图 C9-4，在游离壁旁路逆传的房室折返性心动过速中，当同侧束支发生功能阻滞时，折返激动先绕过对侧束支及室间隔心肌，折返路径增长，因而频率降低，周长增加（图 C9-4B）；相反，对侧束支发生功能阻滞时并不影响折返环路径，心动过速频率与周长将保持不变（图 C9-4C）。

171

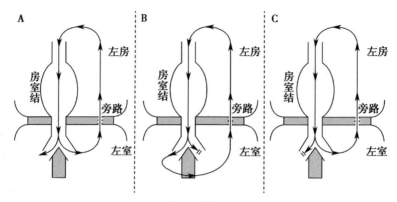

图 C9-4　Coumel 定律的机制示意图

（A：左侧游离壁旁路逆传介导的 AVRT；B：CLBBB 时，经房室结前传激动先经右束支 - 室间隔心室肌，再传到左室，折返路径增长；C：CRBBB 时，不影响折返路径）

（陈旭秒）

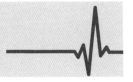

病例十　起搏器房室电极反接

一、病史及诊疗经过

患者：70 岁，男性，因"起搏器植入术后心悸、胸闷 3 个月余，加重伴双下肢浮肿10d"就诊。患者 3 个月前因"病态窦房结综合征"于当地植入美敦力 DDDR 永久起搏器。术后出现活动后心悸、胸闷，10d 前上述症状加重，并出现双下肢浮肿。既往有"冠心病"病史，但无心功能不全。门诊心电图经分析高度提示心房、心室电极反接（图 C10-1），患者症状为心房心室起搏顺序相反所致的"起搏器综合征"。经证实后，手术更正，术后心电图呈心房起搏心室感知方式（图 C10-2），患者症状快速缓解。

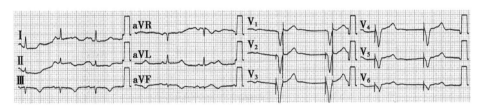

图 C10-1　门诊心电图（DDD 模式）

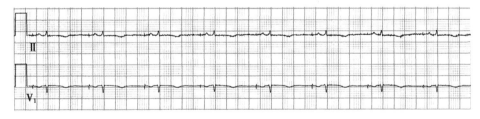

图 C10-2　术后心电图

二、要点分析

1. 门诊心电图（图 C10-1）**分析**

1）肢体导联为自身窦性心律，频率为 75 次 /min，PR 间期无延长，至少说明心室有感知,否则会触发心室起搏。

2）V_1～V_3 导联清晰可见两个起搏脉钉,为"房室顺序起搏（Ap-Vp）"。但奇怪的是,心房脉冲（Ap）后产生了宽大的 QRS 波,起搏了心室。考虑到患者才植入起搏器 3 个月,按经验,最大可能为心房电极脱入心室,真是如此吗?继续看,Vp 在 Ap 后 150ms 处发生,说明心室无感知,而我们从肢体导联已推断心室感知是正常的。如果真是心房电极脱入心室,原来的心室电极还在心室,那么心室电极应该感知到心房脉冲所致的心室起搏（Ap-QRS 波宽度远大于心室空白期 28ms）,要么不应发放心室脉冲;要么在心室交叉感知窗内感知到除极信号,启动心室安全起搏（见"第十三章　起搏心电图"）,但美敦力起搏器安全起搏时,Ap-Vp 间期应为 110ms,与此 150ms 不符合。即表明"感知正常"的心室电极感知不到心室的电活动,结合心房发放的脉冲是起搏心室,高度怀疑为起搏器心房心室电极反接。

3）V_4～V_6 导联只有一个脉冲,起搏了心室,其前无脉冲,也无自身的 P 波,发放频率与 Ap-Vp 时的相近,提示此脉冲为心房刺激的脉冲（Ap）夺获了心室,Vp 没有发放,提示心室有感知,如考虑起搏器心房心室电极反接,则可能感知了逆传的 P 波。

2. 程控分析证实起搏器房室电极反接

1）DDD 模式:DDD 腔内图提示 Ap 起搏心室,Ap-Vp 150ms,不是安全起搏,心室不感知 Ap 起搏的 QRS 波（图 C10-3）。

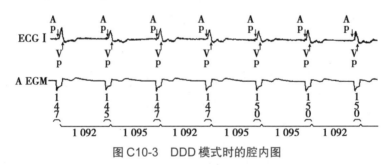

图 C10-3　DDD 模式时的腔内图

2）AAI 模式:更改起搏模式为 AAI,腔内图提示心房感知（As）对应的是 QRS 波,心房起搏（Ap）引起心室激动（图 C10-4）,类似"VVI"起搏,说明"心房电极在心室"。

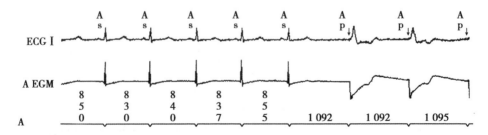

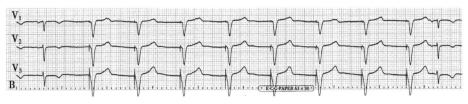

图 C10-4 AAI 模式的腔内图（A）与体表图（B）

3）VVI 模式

更改起搏模式为 VVI，腔内图提示心室感知（Vs）对应的是体表 P 波，心室起搏（Vp）引起心房激动并下传（图 C10-5），类似"AAI"起搏，说明"心室电极在心房"。

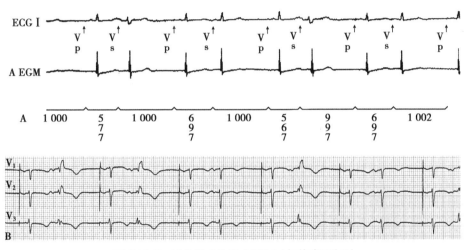

图 C10-5 VVI 模式的腔内图（A）与体表图（B）

三、知识拓展

1. 起搏器心房心室电极反接

（1）起搏器房室反接较罕见，属于医源性问题。心电图及起搏器程控可确诊。

（2）心电图表现复杂多样，与患者自身的心律高度相关：

1）自身为窦停时，Ap 先经心室电极起搏心室。①如果在设定 AV 间期时间内无室房逆传，或体内的心房电极（此时接脉冲发生器心室接口）不交叉感知心室腔的电活动，则发放 Vp 起搏心房，类似（图 C10-1）的 $V_1 \sim V_3$；②如果在设定 AV 间期时间内心室逆传到心房并被感知，则 Vp 被抑制，类似（图 C10-1）中的 $V_4 \sim V_6$；③如果存在交叉感知，根据是否感知在安全起搏窗口，Vp 表现为安全起搏方式或被抑制。

2）当出现室性期前收缩并被感知为 As 时，可触发 Vp 起搏心房，如果下传又被感知,则可产生起搏器介导的心动过速。

3)当心房自身频率大于起搏器的低限频率,则持续被感知成 Vs,抑制 Ap 的发放,如果患者为高度或三度 AVB 者,则可能产生长 RR 间期,甚至心室停搏而发生危险。

2.起搏器综合征 起搏器综合征是指起搏器植入术后由于电生理学及血流动力学的异常而引起的一组临床综合征。主要表现为低心排血量及充血性心力衰竭。一般多见于单腔 VVI 起搏的患者,但在双腔起搏器中也产生。其主要原因是房室不同步,房室顺序起搏的丧失;另外,心室起搏时,心室同步性的改变以及二、三尖瓣的反流等也参与其中。本例虽植入起搏器才三个月,但由于房室电极的反接,室、房呈逆序起搏,心房收缩紧跟在心室收缩之后,由于心室内压较心房明显为高,二、三尖瓣在心房收缩时几乎不开放,心房的血流只能倒流入肺静脉或腔静脉,产生充血性心力衰竭。

(陈旭秒　苏　晨)

A-AVRT	antidromic atrioventricular reciprocating tachycardia	逆向型房室折返性心动过速
AFL	atrial flutter	心房扑动
AP	accessory AV pathway	房室旁路
APE	acute pulmonary embolism	急性肺动脉栓塞
AT	atrial tachycardia	房性心动过速
AVB	atrioventricular block	房室传导阻滞
AVN	atrioventricular node	房室结
AVNRT	atrioventricular nodal reentrant tachycardia	房室结折返性心动过速
AVRT	atrioventricular reciprocating tachycardia	房室折返性心动过速
BVT	bidirectional ventricular tachycardia	双向性室性心动过速
CRT-P/D	cardiac resynchronization therapy pacemaker/defibrillator	心脏再同步化起搏 / 心脏复律除颤器
CS	coronary sinus	冠状窦
CSO	coronary sinus ostium	冠状窦口
DAD	delayed after depolarization	延迟后除极
EAD	early after depolarization	早期后除极
ECC	excitation contraction coupling	电 - 机械偶联
ECG	electrocardiogram	心电图
EGM	electrogram	心肌 / 心脏的电图
ERP	early repolarization pattern	早期复极
ERS	early repolarization syndrome	早期复极综合征
FO	foramen ovale	卵圆孔
FP	fast pathway	快径
FS-AVNRT	fast-slow atrioventricular nodal reentrant tachycardia	快 - 慢型房室结折返性心动过速
IART	Intra-atrial reentrant tachycardia	房内折返性心动过速
ICD	implantable cardioverter defibrillator	埋藏式心脏复律除颤器

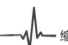

续表

IVC	Inferior vena cava	下腔静脉
LAA	left atrial appendage	左心耳
LAD	left anterior descending coronary artery	左前降支
LAO	left anterior oblique	左前斜位
LBBB	left bundle branch block	左束支传导阻滞
LCX	Left circumflex coronary artery	左旋支
LIPV	Left inferior pulmonary vein	左下肺静脉
LM	left main coronary artery	左主干
LQTS	long QT syndrome	长 QT 综合征
LSPV	left superior pulmonary vein	左上肺静脉
LVOT	left ventricular outflow tract	左室流出道
MA	mitral annulus	二尖瓣环
MVP	managing ventricular pacing	心室起搏管理
NSTEMI	non-ST-segment elevation myocardial infarction	非 ST 段抬高型心肌梗死
O-AVRT	orthodromic atrioventricular reciprocating tachycardia	顺向型房室折返性心动过速
OM	obtuse marginal (coronary artery)	钝缘支
PA	posterior-anterior	后前位
PAC	premature atrial complex	房性期前收缩
PCI	percutaneous coronary intervention	经皮冠状动脉介入治疗
PJC	premature junctional complex	交界性期前收缩
PSVT	paroxysmal supraventricular tachycardia	阵发性室上性心动过速
PVC	ventricular premature complex	室性期前收缩
RAO	right anterior oblique	右前斜位
RBBB	right bundle branch block	右束支传导阻滞
RCA	right coronary artery	右冠状动脉
RIPV	right inferior pulmonary vein	右下肺静脉
RSPV	right superior pulmonary vein	右上肺静脉
RVOT	right ventricular outflow tract	右室流出道
SART	sino-atrial reentrant tachycardia	窦房折返性心动过速
SF-AVNRT	slow-fast atrioventricular nodal reentrant tachycardia	慢 - 快型房室结折返性心动过速
SP	slow pathway	慢径
SQTS	short QT interval syndrome	短 QT 综合征

SS-AVNRT	slow-slow atrioventricular nodal reentrant tachycardia	慢 - 慢型房室结折返性心动过速
SSS	sick sinus syndrome	病态窦房结综合征
STEMI	st-elevation myocardial infarction	ST 段抬高型心肌梗死
SVC	superior vena cava	上腔静脉
SVT	supraventricular tachycardia	室上性心动过速
TA	tricuspid annulus	三尖瓣环
TIMI	thrombolysis in myocardial infarction	心肌梗死溶栓治疗
VSP	safety ventricular pacing	心室安全起搏
VT	ventricular tachycardia	室性心动过速
WCT	wide QRS complex tachycardia	宽 QRS 波心动过速